U0343610

·名医与您面对面·

知名专家细说
高血压、高血脂

项志敏/编著

中国盲文出版社

图书在版编目（CIP）数据

知名专家细说高血压、高血脂：大字版/项志敏编著.
－北京：中国盲文出版社，2015.11

ISBN 978－7－5002－6471－2

Ⅰ．①知… Ⅱ．①项… Ⅲ．①高血压－防治 ②高血脂
－防治 Ⅳ．①R544.1 ②R589.2

中国版本图书馆 CIP 数据核字（2015）第 260998 号

知名专家细说高血压、高血脂

著　　者：项志敏
出版发行：中国盲文出版社
社　　址：北京市西城区太平街甲 6 号
邮政编码：100050
印　　刷：北京汇林印务有限公司
经　　销：新华书店
开　　本：787×1092　1/16
字　　数：156 千字
印　　张：15.75
版　　次：2015 年 12 月第 1 版　2017 年 5 月第 3 次印刷
书　　号：ISBN 978－7－5002－6471－2/R・946
定　　价：28.00 元
销售服务热线：（010）83190297　83190289　83190292

前　言

　　人年轻时为了工作，为了发展，往往忽略自己的健康。一旦进入中年，某些常见疾病的症状就逐渐表现出来；而且此时人的生理功能由盛转衰，生命细胞的再生能力、免疫能力、内分泌功能等下降，再加上养成各种不良生活习惯与饮食习惯，更易引发多种疾病，如高血压病、高脂血症等。

　　近年来，我国的高血压患病率不断升高，1958～1959年，15岁以上人群高血压患病率为5.11％；1979～1980年，患病率为7.73％；1991年，患病率为11.26％；2002年，15岁以上人群患病率为18.8％。从这4次全国性高血压普查结果看，我国成人高血压患病率上升速度相当快。如按2002年高血压患病率估算，全国人群中至少有高血压患者1.6亿人，到2014年至少2亿人。它意味着平均每4个家庭就有1位高血压患者，这说明高血压已成为我国一个重大的社会问题。

　　同时调查发现，我国血脂异常的患病人数，至今已达2亿，特别是35岁以上的人群，约有2500万人同时患有高血压病和高脂血症。同时，我国每年有250万～300万人死于心血管病，这类疾病已成为我国城市和农村人群的主要死亡原因。

所以，成年人特别是中老年人，对此一定要高度关注，不要小看了高血压、高血脂。无病早防，防患于未然；有病早治，亡羊补牢未为晚。高血压、高血脂防病与治疗的关键是"早"。我们在认识它们病因与危害的同时，一定要了解怎样防范；如果已经知道自己有这样的病，那就想办法治疗和保养。

面对高血压、高血脂这两个健康的"沉默杀手"，我们应保持清醒的认识。要树立健康的饮食观念，合理安排自己的生活起居，改善饮食结构，改变吸烟、酗酒、熬夜、长时间打牌、看电视等久坐不运动的不良生活习惯。在积极参与防病、治病的同时，用科学的态度和乐观的精神面对疾病。听从医嘱，采取科学的治疗措施，适当地锻炼身体，就一定能战胜病魔，远离病痛，健康快乐地生活下去。

目　录

第 2 章　揭开高血压、高血脂的真相

第 3 章　高血压、高血脂的防治与急救措施

第4章 避免高血压、高血脂，从生活中做起

第5章　吃走高血压、高血脂

第6章　高血压、高脂血症患者运动面面谈

第7章　每天好心情，远离高血压、高血脂

第8章 中医调养与保健，健康在身边

第1章

高血压、高血脂：
隐藏在生命背后的"无声杀手"

随着人们生活水平的提高，越来越多的人患上了高血压、高血脂等"文明病"。血液是身体的运输系统，或许高血压、高血脂本身并不可怕，可怕的是随之而来的危害。所以有人说：高血压、高血脂是隐藏在生命背后的"无声杀手"。

健康测试

你有患高血压病的内忧吗

繁忙的工作是不是让你身心疲惫？不要认为自己还年轻就不重视健康问题。先通过以下的测试来考查下自己的健康状况吧。

（1）你的家人中有患高血压病的吗？

（2）你是女性吗？

（3）你以前是否曾患过高血压病？

（4）你是否特别胖？

（5）你每天吃盐超过 6 克吗？

（6）你工作压力大吗？

（7）你吸烟吗？

（8）你经常喝很多酒吗？

（9）你有糖尿病吗？

（10）你有高血脂吗？

（11）你每周锻炼不超过 3 次吗？

（12）你的心态不平和吗？

测试答案

以上的 12 道问题，回答"是"者计 1 分，分数越高，发生高血压病的可能性就越大。你如果得 1～2 分，患高血压病的危险性很小；3～4 分危险性比较小；5～7 分为危险性中等；大于 8 分，则高度危险。但得分高也不要太紧张，只要你改变不良的生活方式，高血压病就可以预防。

血压是什么

血液之所以能从心脏搏出，自大动脉依次流向小动脉、毛细血管，再由小静脉、大静脉反流入心脏，是因为血管之间存在着递减性血压差。所谓血压，就是指血液在血管内所呈现的压力，常测部位为右上臂动脉血压，以毫米汞柱为计算单位。

血压的形成与血容量、心脏收缩时的射血量、外周血管的阻力及大动脉的弹性有关。具体如下：

1. 需要有足够的循环血容量

除了心脏射血和外周阻力相互作用外，足够的循环血容量也是形成血压的重要因素。如果循环血容量不足，血管壁处于塌陷状态，就会失去形成血压的基础。如我们通常所说的失血性休克，就是血容量不足而导致的血压降低。

2. 需要心脏射血和外周阻力的相互作用

当心室收缩射血时，血液会对血管壁产生侧压力，这是动脉压力的直接来源。如果心脏停止了跳动，也就不能形成血压。当血液在血管内流动，由于血液有形成分之间以及血液与血管之间摩擦会产生很大阻力，血液不能全部迅速通过，部分血液潴留在血管内，充盈和压迫血管壁形成动脉血压；反之，如果不存在这种外周的阻力，心脏射出的血液将迅速流向外周，致使心室收缩释放的能量，全部或大部分转为动能而形不成侧压。换言之，只有在外周阻力的配合下，心脏射出的血液不能迅速流走，暂时存留在血管向心端的较大动脉血管内，这时心室收缩的能量大部分才能以侧压形式表现出来，形成较高的血压水平，所以，动脉血压的形成是心脏射血和外周阻力相互作用的结果。

3. 需要大血管壁的弹性

正常情况下，大动脉有弹性回缩作用。在心室收缩射血过程中，由于外周阻力的存在，大动脉内的血液不可能迅速流走，在血液压力的作用下，大动脉壁的弹力纤维被拉长，管腔扩大，心脏收缩时所释放的能量，一部分从动能转化成位能，暂时储存在大动脉壁上。当心脏舒张时，射血停止，血压下降，于是大动脉壁原被拉长的纤维发生回缩，管腔变小，位能又转化为动能，推动血液持续流动，维持血液对血管壁的侧压力。

总之，血压的形成是在足够循环血容量的基础上，心脏收缩射血，血液对血管壁形成侧压力，大动脉弹性将能量储存，由动能转变成位能，又转变成动能，从而维持了血液对血管壁的一定侧压力，推动血液持续流动，保持正常血压。

当心室收缩时，血液迅速流入大动脉，大动脉内压力急剧上升，于心室收缩中期达最高值，称为收缩压（或高压）；当心脏舒张时，血液暂停流入大动脉，以前进入大动脉的血液借助血管的弹性和张力作用，继续向前流动，此时动脉内压力下降，于心室舒张末期达最低值，称为舒张压（或低压）；收缩压与舒张压之差称为脉搏压（简称脉压）。

由以上内容不难看出，心室收缩力和外周阻力是形成血压的基本因素，而大动脉管壁的弹性是维持舒张压的重要因素，此外，足够的循环血容量也是形成血压的前提，这三者相辅相成，相互作用。

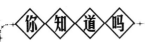

通常人们说的血压是指体循环的动脉血压，即推动血液在动脉血管内向前流动的压力，也是血液作用于动脉管壁上的压力。

你知道吗

你知道循环血容量、心排血量的改变是怎样影响血压的吗？

循环血容量、心排血量的改变对血压的影响主要表现在以下两方面：

1. 循环血容量

一般来说，失血时，循环血容量可显著减少。如失血不太多，只占总血容量的 10%～20% 时，通过自身的调节作用，如使小动脉收缩，以增加外周阻力，同时使小静脉收缩以减少血管容积，这样仍可维持血管的丰盈，使血压不致明显降低；如失血量超过

30%，对一般人来说，神经和体液作用已不能保证血管系统的充盈状态，血压会急剧下降，这时，需紧急输血或输液，补充循环血容量，否则，患者将有生命危险。

2. 心排血量

心排血量增加时，射入动脉的血液量会增多，血压升高；反之，心排血量减少时，血压降低。由于心排血量决定于心跳频率和每搏输出量，而每搏输出量又决定于心肌收缩力和静脉回流量，所以心跳的频率、强度和静脉回流量的改变，都可影响血压。例如三度房室传导阻滞的患者，由于心室跳动过缓，或者急性心肌梗死时，由于心肌收缩减弱，都可使血压降低而造成循环功能不足。劳动或运动时，静脉回流量增多，此时，由于心肌代偿性收缩增强，心排血量随着增加，故血压升高；静脉回流量减少，心排血量也减少，血压也就降低。

总之，循环血容量、心排血量的改变，对血压的变化有很大的影响。这一点对于诊断和治疗疾病有重要意义。

你知道正常血压的范围是多少吗

血压有高压、低压、正常压之分。心脏收缩时产生的最高压力，称为收缩压，也就是大家所说的高压；心脏舒张时血压降至最低时，称为舒张压，也就是低压；脉压是收缩压减去舒张压，也就是压差。

那么，正常血压是多少呢？一般来说，成人最高正常血压标准为＜140/90毫米汞柱，最低正常血压为90/60毫米汞柱。理想血压是105/70～120/75毫米汞柱，最好不超过120/75毫米汞柱，达到130/85毫米汞柱临界值时要注意清淡饮食。而收缩压高于140毫米汞柱或舒张压高于90毫米汞柱的，均可称为高血压症。

《2005年中国高血压防治指南（修订版）》中将"理想血压"分类修改为"正常血压"。血压水平同1999年版本，即收缩压＜120毫米汞柱，舒张压＜80毫米汞柱；将原"正常血压"并入"正常高值"分类中，即血压水平为：收缩压120～139毫米汞柱，舒张压85～89毫米汞柱，与美国JNC7分类相同，取消了"临界"高血压亚组，1、2、3级高血压的血压水平不变。患者既往有高血压史，目前正在用抗高血压药，血压虽然低于140/90毫米汞柱，亦应诊断为高血压。

但是老年人的正常血压标准可以偏高一点。一般老年人收缩压比较高，舒张压高得不明显，这是由于老年人血管弹性变差了。

在我们身边，也有一些人天生血压较低，如马拉松长跑运动员，这属特殊情况。为什么呢？这是由于运动员的运动量大，心脏的功能加强，虽然跳动次数减少，但每次排血量增加，可以保证机体的供血。

正常人的血压往往因其性别、年龄的不同而产生差异。根据各地高血压普查所得的数据资料，我国不同年龄男、女人群的正常血压平均数值如下表所示。

我国人群正常血压的平均数值
单位：毫米汞柱（mmHg），括号里的是千帕（kPa）

年龄	收缩压		舒张压	
	男性	女性	男性	女性
11～15	100 (13.3)	96 (12.8)	62 (8.2)	60 (8.0)
16～20	104 (13.8)	98 (13.0)	64 (8.5)	61 (8.1)
21～25	106 (14.0)	100 (13.3)	66 (8.8)	63 (8.4)
26～30	108 (14.4)	102 (13.6)	68 (9.0)	64 (8.5)
31～35	110 (14.6)	106 (14.0)	70 (9.3)	66 (8.8)
36～40	112 (14.9)	108 (14.4)	72 (9.6)	68 (9.0)
41～45	114 (15.2)	110 (14.6)	73 (9.7)	69 (9.2)
46～50	116 (15.4)	112 (14.9)	74 (9.8)	70 (9.3)
51～55	118 (15.7)	114 (15.2)	75 (10.0)	71 (9.4)
56～60	120 (16.0)	116 (15.4)	76 (10.1)	72 (9.6)
60岁以上	120.9 (16.1)	127.6 (17.0)	82 (10.9)	80.4 (10.7)

从表中可以看出，正常人血压的数值随着年龄的增长而略有增高，而且男、女之间存在着性别差异。另外，不同的地域、种族人群的血压水平也不尽相同。在现实生活中，人的血压常是男偏高女偏低。在正常范围内人的血压偏于高限或低限，而且有的人高于正常，有的人低于正常，需要治疗，真正血压理想的人为数不多。同时值得一提的是，血压早、晚都会略有差异。活动前后血压也会稍有变化，属正常现象。如果你有这种现象，不必担心。

专家提示

低血压通常指血压低于 90/60 毫米汞柱，有些健康人的血压低于这个标准，但无症状。如果出现低血压症状，应及早去医院就医。

血压家庭测量法

血压测量主要有诊所血压测量、家庭自测血压和动态血压监测三种方法。家庭自测血压是受测者在家中或其他环境里给自己测量血压。

如果你的家中有高血压患者，可以用水银柱血压计自测血压，这样不仅可以省去跑医院的麻烦，又可以及时观察患者的血压，掌握家人的病情发展情况。但如何正确使用血压计和测量血压呢？

事实上，自测血压的具体方法与诊所偶测血压基本相同。具体如下：

（1）室温最好保持在 20℃左右，受测者要精神放松，最好休息 20～30 分钟。

（2）测量前受测者要排空膀胱，不饮酒、咖啡和浓茶，不吸烟。

（3）患者可采取坐式或卧式，两脚平放，其肘部及前臂舒适地放在与心脏大约平行的位置上。

（4）测量前，打开血压计盒，放在患者肢体近旁的平稳处，并使水银柱垂直至零点。

（5）让患者脱下衣袖，露出右上臂，若衣袖单薄宽大，可向上卷到腋窝处。

（6）在缠血压计气袖时，要将气袖内空气挤出，再缠在右上臂肘关节上 2～3 厘米处，不能太松或太紧。在肘窝内侧摸到肱动脉跳动后，将听诊器听头放在肱动脉上，打气测压。

（7）关紧气球上的气门，开始打气，平视水银柱，观察水银柱的高度。快速充气，待触知桡动脉脉搏消失后，再加压 4 千帕（30 毫米汞柱）即可停止充气，微开气阀门，使水银缓缓下降。当听到第一声脉搏跳动的声音时为高压，即收缩压；继续微微放气，水银缓缓下降到水银柱上的某一刻度，声音消失或突然变弱时为低压，即舒张压。

（8）第一次测量完成后应完全放气，至少等 1 分钟后，再重复测量一次，取两次的平均值为所测的血压值。此外，如果要确定是否患高血压，最好还要在不同的时间里进行测量。一般认为，至少有 3 次不同日的偶测血压值，才可以定为高血压。

（9）测完将袖带内的气挤出，整理好袖带、听诊器，把水银柱恢复至零点关闭，以备再用。

（10）测量时，做好记录工作。要取 2 次读数的平均值记录，同时记录测量日期、时间、地点，以及测压时的体位，如仰卧、坐位或站立。此外，也要记录测量部位即是左臂或右臂，首次就诊时应测双臂血压并记录。肥胖者应记录手臂臂围、气囊规格，以便安排更准确的测量。

以上的家庭自测血压方法简单易行，具有可操作性，便于测压者长期坚持。

另外，随着科学技术的进步，电子血压计日益受到人们的重视，并已进入医院和家庭。目前市售电子血压计有半自动式和自动式两种，手动充气者为半自动式，不需手动充气者为全自动式。根据袖带充气加压部位，分上臂式、手腕式与指套式。上臂式电子血压计可靠性较好，推荐使用。手腕式因低于心脏水平，而指套式受动脉弹力回波的影响明显，致使血压测量不够准确，故后两者不推荐使用。

电子血压计的正确使用方法是：①先休息 15 分钟。测量血压时，安静、舒适地坐于有靠背的座椅上。两腿自然分开，全身自然放松。②脱去上臂衣袖，气囊袋紧缚于上臂，其△标记应对准肱动脉处；袋的下缘应在肘窝上 2～3 厘米。③上臂应与心脏保持同一水平。冬日注意保暖防止颤抖。④上臂周径＞32 厘米，应换用 16×6 厘米的大号气囊袋。⑤自动测压过程，患者不能有动作，否则因肌肉运动出现的假波，使测压失败。⑥测量 2～3 次，取平均值。两次测量中间间隔 3 分钟以上，并且部位、体位要一致。

专家提示

打气时看袖带是否从旁鼓出，若鼓出应重新缠紧，以免产生误差。对脑血管意外偏瘫患者，应在健侧上肢测量。因患肢血管可能不正常，以致血压测量不准确。

血脂包括哪些指标

血脂是血液中所含脂类物质的总称，包括胆固醇、甘油三酯、磷脂和非游离脂肪酸。尽管血液中脂类含量与全身脂类总量相比只占极少的一部分，但它运转于身体各组织之间，往往可以反映出体内脂类的代谢情况。

正常成人血浆脂类含量相对稳定，有一定的波动范围。但近年来，随着生活水平不断提高，人们的饮食结构也逐渐提升，人们血脂的"河床"也"颇为无奈"地抬高，于是就出现了高脂血症。

什么是高脂血症？正常的血脂是怎么样的呢？血脂高对于我们的身体与健康又有什么危害呢？

血脂包括总胆固醇、甘油三酯、低密度脂蛋白胆固醇、高密度脂蛋白胆固醇。在这四项血脂指标中，危害最大的是低密度脂蛋白胆固醇，它是造成动脉粥样硬化最主要的危险因素。低密度脂蛋白胆固醇（LDL－C）在普通人群中的范围是低于 3.12 毫摩尔/升；冠心病、脑梗死及糖尿病等高危人群中，低密度脂蛋白胆固醇一般为 2.6 毫摩尔/升。

其次是总胆固醇，总胆固醇（TC）正常范围在 5.23～5.69毫摩尔/升。如果超过 5.72 毫摩尔/升，可视为血脂增高。

甘油三酯（TG）也是心脑血管病致病的危险因素，甘油三酯正常范围差异较大，在 0.56～1.7 毫摩尔/升。如果超过 1.7 毫摩尔/升，为甘油三酯升高，是动脉粥样硬化和冠心病的危险因素；如果低于 0.56 毫摩尔/升，称为低甘油三酯血症。

在理论上，高血脂主要是指血清中的胆固醇和甘油三酯高。如果血中胆固醇＞220 毫克/分升或甘油三酯＞150 毫克/分升或高密度脂蛋白胆固醇＜35 毫克/分升或低密度脂蛋白胆固醇＞140 毫克/分升，都可统称为高脂血症。高危人群中低密度脂蛋白胆固醇＞100 毫克/分升，也称为血脂异常，并需要干预。

高血脂是如何形成的呢？血脂受哪些因素影响呢？对人体有哪些危害呢？

简单地说，在我们人体内甘油三酯与低密度脂蛋白结合，就形成了低密度脂蛋白胆固醇，也就是"坏"胆固醇。如果它的指标高了，就成为最危险的致病因子，所以是重点防范对象。

如果是甘油三酯与高密度脂蛋白结合，可形成高密度脂蛋白胆固醇，不仅不促进动脉硬化斑块的出现，还能抑制斑块的形成，把血管壁上的胆固醇运给肝脏来分解。也就是说，高密度脂蛋白胆固醇是血脂四项中唯一的抗动脉粥样硬化脂蛋白，是"好"的胆固醇，它的指标如果低了，才是致病的危险因素。

由此可见，了解血脂的指标，对于预防高脂血症，拥有健康的身体，是很重要的。

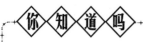

高脂血症本身没有症状，但老年人、绝经后妇女、长期吸烟酗酒者和有高血脂、肥胖、皮肤黄色瘤、冠心病、脑卒中、糖尿病、肾脏疾病、喜欢吃糖的人，以及有高血脂家族史的人，应尽早检查血脂。

你知道吗

正确了解血脂水平

在生活中，血脂水平也易受非疾病因素的影响，如平时空腹血脂正常，但吃了猪油炒蛋2小时后到医院去抽血查血脂，血脂水平就会比平时空腹水平高出许多。但是这种膳食所造成的影响只是一时的，通常在3小时后血脂就会变得正常。

此外，短期饥饿也可因储存脂肪的大量动员，而使血脂含量暂时升高。所以，要去医院检查血脂时，医生会要求您在晚餐后，不要再吃其他东西，空腹12小时后再抽血。

你在高血压病易患人群中吗

近年来，高血压病已成为引人注目的流行病。据调查显示，我国的高血压患病率已由解放初期的 6％上升到 18.8％左右。

由于高血压病与生活方式密切相关，很多人悄然进入易发人群而浑然不知。这就需要我们了解高血压病的易发人群，从而早作防范。以下是高血压病的易发人群，可供参考：

1. 喝酒多的人

如果喝白酒每天超过 2 两，久而久之酒精在体内损害动脉血管使动脉硬化，血压升高；如果同时又吸烟，则更会加重血压升高的危险。

2. 喜欢吃咸的人

食盐含有钠，吃盐多，摄入的钠就多。钠把身体内的水分牵制住，让血的容量增大，从而造成高血压。

3. 肥胖者

人之所以肥胖，主要是由于全身皮下脂肪增多使体重增加，血容量也增加，使心脏负担加大，血管阻力增加，易发生高血压。

4. 工作压力大的人

长期工作压力大的人，会有精神紧张、情绪激动、焦虑过度等现象，加上体内生理调节不平衡，大脑皮质高级神经功能失调，易发生高血压。

5. 妊娠妇女

妊娠妇女为高血压综合征的易患人群，如果你是年轻初产妇及高龄初产妇，而且体形矮胖或营养不良，在妊娠 20 周以后若身体不适，一定要注意观察自己的血压。

专家提示

一旦发现有高血压病，不必紧张，先接受医生的检查，寻找病因。有些高血压病经过根治后，血压就会恢复正常。

血压一天有何变化

一个朋友最近被确诊为高血压病，但一天中晨起时的血压值最高。这是为什么呢？之所以如此，是由于一个人的血压在一天之中不是恒定的。无论是健康人还是高血压患者，血压都有波动性。

一个人的血压一天之中是怎么变化的？从整体来看，血压的变化是有一定规律的。一般来说，血压在午夜 0～3 时最低，处于低谷，以后呈上升倾向；早晨起床后迅速上升，在 8～9 时达第一峰值；白天基本处于相对较高水平，17～18 时出现第二峰值；自 18 时起，血压下降，夜间处于相对较低水平。这就是血压的昼夜节律。

血压昼夜节律是如何形成的呢？它的形成主要与交感和迷走神经张力有关，这对适应机体活动、保护心血管活动和功能是有益的。当然，有部分高血压患者，特别是老年患者与合并有心脑血管病的患者，正常的血压昼夜节律可能消失，出现夜间高血压或持续高血压。而晨起血压增高，多见于老年人，其主要原因是老年人大动脉顺应性较差。该类高血压患者存在两种表现形式：一种是夜间血压低于白昼血压；另一种为夜间血压仍较高，不能降至正常水平。此两种患者均会出现凌晨高血压，正是因为如此，高血压患者需用 24 小时无创血压监测仪，定时测定并记录。

此外，血压一天之中还受其他因素的影响，如在活动、饱食、情绪激动、精神紧张或寒冷等状态下血压都会升高。另外，饭后、紧张和焦虑都能使血压在很短时间内上升，上升量因人而异。或者一个人在安静状态下突然受惊吓而感到心跳加快、心慌时，其血压值可能较平静时迅速升高 50 毫米汞柱左右（对于健康人，这种血压升高休息一下后就可迅速恢复）。这种变化是不为意志控制的，而较小的变化是感觉不到的。所以人的血压可以在很短的时间内产生较大波动（波动量可以为 10～30 毫米汞柱或更大），而自身并没有太明显的感觉。

由此可见，一天中，每一个时间段的血压是不一样的。情绪好坏、运动休息、天气变化、身体状况每天每时都会随意变化，因此如果想了解自己的血压，一定要多观察，但只要血压基本正常就没问题。

专家提示

一般来说，早晨刚醒尚未起床时，测量为最准，因为此时血压最接近基础代谢标准血压。

高血压有哪些类型

在知道了什么是高血压以后，我们最关心的就是高血压都有哪些类型。高血压的分类没有既定的标准，我们根据其常见性在下面一一列出。

1. 原发性高血压

正常人的收缩压随年龄而增高，40岁以下收缩压不超过18.7千帕（140毫米汞柱），以后每增长10岁，收缩压可增高1.33千帕（10毫米汞柱）。80%～90%的高血压是由于高血压病（原发性高血压）引起的，是以血压增高为其主要临床表现的一种疾病。

2. 继发性高血压

80%～90%的高血压是由于原发性高血压引起的，其余10%～20%则是症状性高血压，即指在某些疾病中，作为症状之一而出现高血压，高血压在这些疾病中可有可无，可为暂时性或持久性，故亦称继发性高血压。

3. 波动性高血压

每个人的血压随时随地在变，在24小时监测下，即使是血压正常者的收缩压和舒张压也有66千帕（50毫米汞柱）以上的变化。患者血压波动于正常血压、临界高血压以及高血压值之间是常见的。由于这种波动，常常假设由正常血压通过波动性高血压发展成固定性高血压，血压波动程度（波动性）不限于临界性高血压。血压愈高，变异性愈大。成年人基础血压或静息血压较随机血压与心血管患病率相关显著；测量儿童血压时，周围环境的影响可能具有重要意义。

4.临界高血压

正常血压与高血压之间有一个过渡值范围，这一范围的血压值称为临界高血压或边缘性高血压，又称高正常血压。随着高血压诊断标准的改变，临界高血压的范围也随之变动，现在的高正常血压范围为：收缩压 130～139 毫米汞柱，舒张压 85～89 毫米汞柱。临界高血压虽不属于高血压范围，但其中有 20％可能变为高血压。成人收缩压在 130～139 毫米汞柱，舒张压在 85～89 毫米汞柱，虽临界高血压不作为高血压病，但其心血管病发病率及病死率比一般人群高，其中有一部分可能转为确定性高血压病，故应引起重视。

5.老年性高血压

随着年龄的增长，人们高血压病患病率逐渐增加。60 岁以上老年人中，40％～45％有高血压病，其中半数是单纯性收缩期高血压。现已证明，收缩压升高与舒张压升高一样，对老年人有同等危险性，故应重视老年性高血压病的防治。

6.体位性高血压

所谓体位性高血压是指患者在站立或坐位时血压增高，

而在平卧位时血压正常。这种高血压在国内高血压患者中占4.2%，国外报道占10%。此病的特点是一般没有高血压的特征，多数在体检或偶然的情况发现，其血压多以舒张压升高为主，且波动幅度较大，个别严重者可伴有心悸、易疲倦、入睡快等。血液检查血浆肾素活性较正常人高，甚至超过一般高血压患者。体位性高血压的发生机制，一般认为可能与静脉、静脉窦的重力血管池过度充盈及神经反射有关。

7. 恶性高血压

恶性高血压病也称急进型高血压病，较少见，多见于青壮年。可由缓进型高血压恶化而来，或起病即为急进型高血压。临床上起病急，进展快，血压升高明显，常超过230/130毫米汞柱。恶性高血压特征性病变表现为细动脉纤维素样坏死和坏死性细动脉炎。增生性小动脉硬化主要发生在肾小叶间动脉及弓形动脉等处，主要表现为内膜显著增厚，内弹力膜分裂，SMC增生肥大，胶原等基质增多，使血管壁呈同心层状增厚，如洋葱皮样。病变主要累及肾和脑血管，常致肾、脑发生缺血性坏死和出血等，严重损害肾、脑功能。患者大多死于尿毒症、脑出血或心力衰竭。

专家提示

在某些人群中，平时并不呈现任何高血压症状，但给以应激负荷后，则出现血压增高超过正常范围，称之为潜在性高血压。这是由于血压的自动调节机制失调所引起的，即降压机制功能不全或升压机制功能亢进的结果。如调节偏离得不到恢复并继续扩大，最后调节量从一个稳定态转变到另一个稳定态，这个变化过程，就是潜在性高血压的发生过程。如能早期发现潜在性高血压的存在，采用非药物性保健措施等，即可控制此型高血压的发生、发展。

高血压病防治误区知多少

高血压病是我国的常见病、多发病，是目前造成人类心脑血管疾病死亡的主要原因之一。但是很多人对此病了解不多，甚至还存在以下的一些认识误区：

1. 未弄清是否真是高血压病

高血压与高血压病不等同，但是在生活中，很多人把高血压当做高血压病。其实高血压仅是一种临床征象，正常人在剧烈运动、情绪激动、大量吸烟或应用某些药物之后，血压（尤其是收缩压）都可能增高。所以，偶尔发现一次血压增高并不一定就是高血压病。如果连续 3 次非同日同时测得的血压水平都超过正常范围，达到或超过 140/90 毫米汞柱，就可以确认为高血压病。

2. 选择的降压药有问题

一般来说，低位的高血压病要先进行非药物治疗。非药物治疗 3～6 个月仍不见效，才可考虑药物治疗。高血压病的治疗原则最重要的有两条：个体化和坚持用药。但目前，市场治疗高血压病的药物很多，很多人不是根据医嘱服药，而是自己买药。事实上，患者如何服药，应由医生根据患者病情及治疗反应进行综合考虑。

此外，还要注意的是，多数降压药必须服用一段时间后，才能出现较为稳定的降压作用。有些人吃一次或几次降压药未见效果，便马上换药，或随意加品种、加量。这是错误的，这样做不但血压控制不好，还会引起许多副作用。

3. 不能坚持长期服药治疗

有些高血压患者认为，只要把血压降下来就可以了，就不用再服药了，血压升高了再服药。事实上，此病的治疗，一定要坚持长期服药。要知道，有许多患者血压降下来了，不服用又会升上去，患者的心、脑、肾病变发生率远高于正常人。为什么呢？原因就在于血压没有持续平稳地降到目标血压。

4. 不用药亦可降压

近年来，市场上有不少保健品及降压器具，如降压表、降压帽、鞋垫等，这些产品的广告做得非常好，但其功能远没有广告中宣传得那样好。因而，对绝大多数高血压患者来说，降压药治疗是最有效、最有益的选择，不用药而用保健品及降压器具治疗，是不明智的一种选择。

5. 服用降压药时间有问题

患者选择服药时间很重要，应在自己的血压达到高峰之前1～2小时服药。很多人总是在睡前服用降压药，这是不对的。事实上，降压药物的使用时间，应该根据血压动态监测的结果决定，如果是夜间血压高，要在晚上吃；如果是白天血压高，应该在早上吃；如果是凌晨血压高，就要使用长效降压药。

此外，也有一些人活动后心率加快，血压升高，所以他们都是白天血压高，如果这些人晚上用药，反而容易引起低血压，器官供血不足，甚至发生脑血栓、心绞痛、心肌梗死等。因而，这些人最好是在白天服药。

6.忽视心理治疗

高血压病是一种身心疾病，心理变化可明显影响血压的高低，心理障碍甚至可使降压药失灵。精神负担过重，心情不愉快，对各种生活事件缺乏思想准备或不能正确对待；或过度疲劳，休息不好，睡眠不足，都可导致血压升高和影响服药效果。而神经松弛、情绪安定具有良好的降压作用，所以高血压患者一定要保持平和的心态，要尽量排除不良心态的干扰和影响。

总之，高血压病防治中有很多误区，只有消除了这些误区，才有利于治疗。

专家提示

许多高血压患者治病心切，喜欢作用快的降压药。其实，多年的高血压应该缓慢、平稳地降压。因此，高血压患者应尽量用每日一次的长效降压药。

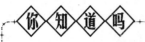

防治高血压病从改变生活方式做起

很多人认为高血压病就是血压高，认为用降压药把血压降下来就万事大吉了，这也是不少高血压患者容易走进的一个误区。事实上，高血压病的发生与多方面的因素有关，包括遗传、膳食、肥胖、烟酒、精神心理因素等。因此，高血压病的治疗也需要采取综合的手段。在高血压病的防治过程中，最重要的是调整自己的行为模式，消除不良的生活方式及饮食习惯，这对高血压病的防治具有重要的作用。合理膳食、适量运动、戒烟限酒、心理平衡是人类健康的四大基石。

高血脂容易"青睐"哪些人

高血脂是指血中胆固醇和/或甘油三酯过高或高密度脂蛋白胆固醇过低，现代医学称之为血脂异常。

近年来，随着人们物质生活水平的不断提高，人们的饮食结构有了很大的改变，再加上工作、生活的压力及一些不良的嗜好习惯，以致高脂血症的发病率越来越高，一个不小心，就容易被此病侵害。

尽管此病初期多数没有临床症状，却有一些易发人群。研究资料表明，高脂血症更多地"青睐"如下人群：

（1）有家族性遗传高脂血症史的人。

（2）30 岁以上男性或绝经后妇女。

（3）患有某些疾病的人群，如甲状腺功能低下、糖尿病、肾病症候群、女性更年期等疾病的患者；有高血压病等其他冠心病危险因素者。

（4）服用一些特殊药物的人群，有些药物可引起人体血脂代谢的紊乱，常见的药物有类固醇和避孕药。

（5）生活方式不良人群，如饮食不当（高热量、高胆固醇、高饱和脂肪酸类的食物）、肥胖、运动量不足、吸烟，都会导致总胆固醇、低密度脂蛋白、甘油三酯上升，高密度脂蛋白下降。

（6）有冠心病、脑血管疾病或周围动脉粥样硬化病家族史者，特别是直系亲属有早发病或早病逝者。

专家提示

白领、知识分子，以及紧张、易疲劳、处于亚健康状态的人，由于缺少运动，也易血脂异常。因而，这些人应该经常去医院检查自己的血脂。

高血压病、高脂血症分类早知道

就像糖尿病一样，高血压、高脂血症对我们的身体与健康，形成了巨大的危害。但你知道高血压病、高脂血症有哪些类别吗？

1. 高血压病的分类方法

根据高血压的发病原因，可将其分为原发性高血压和继发性高血压两大类。

所谓原发性高血压，就是指发病原因不明了的高血压病。原发性高血压占高血压患者的95％以上，大多数患者有家族遗传史。与原发性高血压不同的是，继发性高血压是因全身性疾病引起的高血压病，病因明确。如由肾脏疾病、内分泌疾病引起，或者由脑部疾病、肿瘤、外伤等引起。此外，某些药物也可升高血压，如激素、避孕药、甘草浸膏等。

血压是指血液对动脉血管内壁的压力。过去，根据血压高低，人们将高血压分为轻度、中度、重度和最重度4种等级；后来，为了让患者对病情有更清楚的认知，医学界又将高血压从轻、中、重、最重改为第1、2、3、4级高血压。

最近的国内外指南倾向于最新的高血压治疗准则及控制高血压的新标准，将高血压的第3、4级合并为一级，共浓缩为3级；分别是：第1级（舒张压90毫米汞柱，收缩压140毫米汞柱以上）、第2级（舒张压100毫米汞柱，收缩压160毫米汞柱以上）、第3级（舒张压110毫米汞柱，收缩压180毫米汞柱以上）。

2. 高脂血症的分类方法

高脂血症是由各种原因导致血浆中胆固醇、甘油三酯以及低密度脂蛋白水平升高和高密度脂蛋白过低的一种全身脂代谢异常的一种病，临床分为Ⅰ、Ⅱ、Ⅲ、Ⅳ、Ⅴ五种类型，五型中任何一型脂代谢异常都会导致某特定脂蛋白升高。通过判断哪一型脂蛋白的升高，就可以判断是哪一类型的高脂血症，最常见的是Ⅱ和Ⅳ型。

此外，根据发生异常改变的血脂成分不同，高脂血症可分为以下几种类型：

（1）高胆固醇血症：通常情况下，正常人的血总胆固醇应低于 5.2 毫摩尔/升，如超过 6.2 毫摩尔/升，尤其是低密度脂蛋白胆固醇＞4.1 毫摩尔/升，可诊断为高胆固醇血症。血总胆固醇含量介于二者之间者为边缘性或临界性升高，也属不正常情况。

（2）高甘油酯血症：凡血液中甘油三酯超过 1.7 毫摩尔/升即为高甘油酯血症。高甘油酯血症病因也与饮食有关，长期进食含糖类过多的食品，饮酒，吸烟，以及体力活动过少都可引起高甘油酯血症。

（3）混合性高脂血症：血中总胆固醇与甘油三酯同时升高者即可诊断为本病。此病病因也与遗传、饮食或其他疾病有关，由于两种血脂成分均异常，以及高密度脂蛋白胆固醇常常明显降低，可引发冠心病。

专家提示

血脂异常确诊后，还应检测血糖、肝功能、肾功能以及与心脑血管疾病相关的内容，并注意尽可能确定有无促发血脂异常的其他疾病，必要时还需化验家族中有关成员的血脂，这样才可以查明病因，为进一步治疗打下基础。

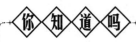

高血压、高脂血症会遗传吗？

尽管高血压病、高脂血症确切病因尚不详知，但有高血压病家族史的人，如果又有不良嗜好和不良的刺激，易发生高血压病。但如果养成良好的生活习惯，如少吃盐、不吸烟、不饮酒、不肥胖，就可以不得高血压病。此外，有的高脂血症发病与家族遗传有关，其家人中多有血清胆固醇升高者，而且有的很年轻即发生了冠心病。这是因为大多数患者的发病是遗传基因缺陷或者这种缺陷与环境因素相互作用所致，因而称之为原发性高胆固醇血症。少数患者的发病是其他疾病，如甲状腺功能过低、慢性肾病、糖尿病所致，故称为继发性高胆固醇血症。不论本病为原发或继发，它们常有血中的低密度脂蛋白胆固醇升高。血清胆固醇与低密度脂蛋白的增高是促发冠心病的重要危险因素，所以，高胆固醇血症的防治是预防冠心病与动脉粥样硬化的关键措施之一。

高血压病、高脂血症容易导致哪些病症

很多人认为得了高血压病没什么危害。事实上，高血压病是一种全身性的疾病，其早期仅表现为全身细动脉和小动

脉痉挛，呈间歇性，而血管壁尚没有明显的器质性改变。当它发展到一定程度后，很容易引起冠心病、脑出血、心力衰竭等严重并发症。这一点，我们一定要重视。

高血压病所致的并发症是如何引起的呢？为什么在高血压病的各种并发症中，以心、脑、肾的损害最为显著？这是由于高血压患者动脉压持续性升高，引发全身小动脉硬化，从而影响组织器官的血液供应，造成各种严重的后果，成为高血压病的并发症。具体原因与危害如下：

1. 冠心病

冠心病即冠状动脉粥样硬化性心脏病。由于高血压与动脉粥样硬化的关系是十分密切的，所以高血压患者患冠心病的概率是正常血压者的 4～6 倍，血压越高，冠心病的发病率也越高。为什么会这样呢？这主要是由于血压升高，血液对血管的压力增大，从而影响血管内皮及平滑肌细胞内膜的通透性，导致动脉内壁增厚，血管腔变得狭窄，血管弹性和柔韧性减弱，导致血管动脉粥样硬化。

2. 脑出血

脑出血可以说是晚期高血压病最严重的并发症。出血部位多在内囊和基底节附近，此病一般表现为偏瘫、失语等。高血压病为什么会引发脑出血呢？这是由于高血压患者的脑内小动脉的肌层和外膜均不发达，管壁薄弱，如果再伴有痉挛，发生硬化的脑内小动脉就易发生渗血或破裂性出血（即脑出血）。

3. 心力衰竭

有一些高血压患者的心脏会发生心力衰竭。这主要是高血压会使负担加重的心脏处于缺血、缺氧状态，因而更易发生心力衰竭。由于（主要是左心室）克服全身小动脉硬化所造成的外周阻力增大而加强工作，于是心脏发生心肌代偿性肥大。左心室肌壁逐渐肥厚，心腔也显著扩张，心脏重量增加，当代偿功能不足时，便成为高血压性心脏病，心肌收缩力严重减弱而引起心力衰竭。

4. 肾功能不全

在疾病的晚期，有一些高血压患者还会出现肾功能不全。这主要是由于肾入球小动脉的硬化，使大量肾单位（即肾小球和肾小管）因慢性缺血而发生萎缩，并继以纤维组织增生（这种病变称为高血压性肾硬化）。由于大量肾单位遭到破坏，会导致肾脏排泄功能障碍，体内代谢终端产物如非蛋白氮等不能全部排出，就会在体内形成潴留，从而使水盐代谢和酸碱平衡发生紊乱，造成自体中毒，引发尿毒症。

无独有偶，高脂血症也会引发其他病症，并危害身体与健康，具体原因与表现如下：

1. 引发肾小球硬化、脑动脉硬化、脑梗死等

高脂血症可引起血管内皮细胞损伤和灶状脱落，导致血管壁通透性升高，血浆脂蛋白进入，沉积于血管壁内膜。同时，可引起巨噬细胞的清除反应和血管平滑肌细胞增生并形成斑块，而导致肾动脉硬化、管腔狭窄，可使肾脏发生缺

血、萎缩、间质纤维增生。

如果肾血管阻塞则相应区域梗死，梗死灶机化后形成瘢痕，可导致肾小球硬化。在肾外则可加速冠状动脉硬化的发生，导致冠心病和增加患者发生心肌梗死的概率。同样，其他部位的动脉硬化则导致相应的疾病，如脑动脉硬化、脑梗死等。

2. 肾小球损伤

高脂血症可引起脂质在肾小球内沉积。所谓肾小球内沉积是指低密度脂蛋白激活循环中单核细胞，并导致肾小球内单核细胞浸润，从而引发或加重炎症反应。同时，肾小球的系膜细胞、内皮细胞均能产生活化氧分子，促进脂质过氧化，氧化的低密度脂蛋白（OX－LDL）具有极强的细胞毒作用，从而导致肾组织损伤。此外，高脂血症还能引起肾小球系膜基质中胶原、层粘连蛋白及纤维蛋白增加，这些成分均与肾小球硬化直接相关。

高血脂可引发高血压，诱发胆结石、胰腺炎，加重肝炎，导致男性性功能障碍、老年痴呆等疾病。最新研究提示，高血脂可能与癌症的发病也有关。

总之，高血压病与高脂血症后期会引发各种并发症，对身体造成极大的危害。因而，如果得了此病，一定要早治疗。

专家提示

高血压病、高脂血症的并发症一般都是在患了高血压病

10年后才发生。它可单独发生，也可以是多种病同时发生。如果你有多年的高血压病史，一定要随时到医院检查，以防高血压病、高脂血症并发症的发生。

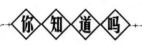

你了解动脉粥样硬化与血脂的关系吗？

血脂是人体中一种重要物质，有非常重要的功能，但是我们体内的血脂不能超过一定的范围，否则就易造成血稠。血脂中的成分在血管壁上沉积，逐渐形成小斑块，这就是我们常说的动脉粥样硬化。如果这些斑块增多、增大，逐渐堵塞血管，就会使血流变慢，严重时血流可中断。这种情况如果发生在心脏，就易引起冠心病；发生在脑，就会出现脑卒中；如果堵塞眼底血管，将导致视力下降、失明；如果发生在肾脏，就会引起肾动脉硬化、肾衰竭；发生在下肢，会使下肢出现肢体坏死、溃烂等。

第 2 章

揭开高血压、高血脂的真相

高血压病、高脂血症是最常见的心血管疾病之一，由其引发的心脑血管疾病的病死率已位居所有疾病的第一位。在这里，我们为你揭开高血压、高血脂的真相……

健康测试

高脂血症的自我检测

高脂血症是引起严重心血管病的最主要危险因素，因而，对于高脂血症一定要做到早发现、早治疗。我们如何才能做到早发现呢？你可以从以下几方面进行血脂自测。

（1）你时常头昏脑涨吗？

如果你经常这样，特别是在早晨起床后感觉头脑不清醒，早餐后好一些，午后极易犯困，但夜晚很清醒。就要注意了。

（2）你有睑黄疣吗？

这是中老年妇女血脂增高的信号，睑黄疣一般位于眼睑上，为淡黄色的小皮疹，刚开始时为米粒大小，略高出皮肤，严重时则会布满整个眼睑。

（3）你腿肚经常抽筋吗？

如果你经常这样，并常感到刺痛，就要注意了，因为这可能是胆固醇积聚在腿部肌肉中影响血管功能的表现。

（4）你有黑斑吗？

如果短时间内你的面部、手部出现较多黑斑（斑块较老年斑略大，颜色较深），记忆力及反应力明显减退，也可能是血脂异常的表现。

（5）你能看清东西吗？

如果你看东西总是一阵阵地模糊，就是血液变黏稠，流速减慢，使视神经或视网膜暂时性缺血、缺氧所致。

测试答案

以上的 5 道问题，回答"是"者计 1 分，分数越高，得高脂血症的可能性就越大。你如果得 2 分，患病危险性很小；3 分为危险性中等；大于 3 分，那就应该及早去医院检查了。

高血压病因，你知多少

你得过高血压吗？你的亲人中有高血压患者吗？如果你的答案是肯定的，并想要去了解高血压，特别是对它的病因，此时你的眼神中一定充满了探究。

高血压病作为目前最常见的疾病，其发病率非常高，据调查显示，在我国，15 岁以上的人群里，每 5 个人就有 1 个人患此病。

那么，高血压病的致病原因是什么呢？这主要与饮食偏颇不节、不良生活习惯、不良情绪、遗传等因素有关。具体如下：

1. 遗传

父母双亲其中一方有高血压者，其子女要比双亲均无高血压的子女患病率高出 1.5 倍；双亲均有高血压者，则其子女患高血压病概率要高 2～3 倍。研究证明，遗传性高血压女性患者的乳汁，有可能是将高血压遗传给后代的一种介质。调节其后代在婴儿期的饮食，有望降低他们患高血压病的概率。

2. 不良生活方式

现在，45岁以下人群患高血压病的人数非常多，而且增加的速度也非常快，这主要是因为不良的生活方式。生活好了，人们吃得越来越多，越来越好，有的人超重、肥胖，很多人吸烟，加上有些人口重，钠盐的摄入量过高。这些都是此病的致病因素。

3. 不良情绪

不良情绪也是高血压病的致病因素之一，如紧张、忧虑、愤怒等。一个人如果长期处于精神紧张状态或常遭受精神刺激，也易引起高血压。如汽车、飞机驾驶员，长期超负荷脑力劳动者，由于大脑长期处于紧张状态，都可造成血压升高。

4. 性格

性格是引发高血压的一个十分重要的原因。这是由于高血压与性格、情绪及心理状态密切相关，易急躁、易发怒、易激动性格的人，最易患高血压病。

5. 肥胖

在高血压患者群中30%以上的患者属超重肥胖。可见，肥胖也是高血压病的致病因素。这主要是由于肥胖者体内血容量增高，心排血量高，肾上腺素活性增高，而导致血压升高。

6. 年龄

随着年龄增加，老人的血管弹性差，小动脉阻力增加，因而血压随之增高。持久的高血压会使动脉壁损伤和变化，从而加重动脉硬化，二者互为因果关系，故老年人容易发生高血压病。

以上是高血压病的一些致病原因，但由于高血压发病隐匿，没有什么特殊的症状，容易被忽略，等到发现的时候往往已经对身体、心脏有了损害，治疗起来就比较困难。因此，在生活中，有以上不良生活方式的人，一定要改变自己的生活方式。

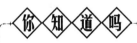

高血压病较常见的病症有头痛，多发生在枕部，尤其易发生在睡醒时；还有头晕、眼花、失眠、四肢麻木等不适反应，因此发现有上述症状时，应及早去医院做进一步检查。

你知道吗

疾病会引发高血压吗？

疾病会引发高血压这不是耸人听闻，而是一个事实，如肾脏疾病与内分泌性疾病。

肾脏疾病引发高血压，最常见的是急、慢性肾小球肾炎及糖尿病肾病等。急性肾炎多起病急，常有链球菌感染史，主要表现为发热、血尿、水肿等。如果化验小便，尿中会有蛋白、红细胞和管型。急性肾炎治疗不彻底，可反复水肿、明显贫血、血浆蛋白低，甚至出现恶心、呕吐、抽搐、尿素氮、肌酐明显升高等症状，这些都是慢性肾炎并发尿毒症的症状。

内分泌性疾病引起高血压，多见于嗜铬细胞瘤。病变主要是肾上腺髓质或交感神经节大量分泌去甲肾上腺素和肾上腺素，其次是原发性醛固酮增多症。病变主要是肾上腺皮质增生或肿瘤，致使醛固酮分泌增多，血压升高。

哪些因素易导致高脂血症

近年来，我国高脂血症、冠心病等"富裕性"疾病的发病率明显上升，这类疾病是威胁中老年人健康的重大杀手之一，特别是高脂血症。为什么高脂血症的发病率如此高呢？这主要是由于饮食失当或不良情绪所致。具体因素如下：

1. 饮食因素

人体内的脂肪物质是身体所必需的主要能量来源，但是若体内的脂肪过剩，在其他损伤因素的协同作用下，会沉积在动脉血管壁内，产生粥样硬化斑块，使血管腔逐渐变窄或阻塞，引起供血的组织器官缺血或梗死。

脂肪来源于体内和体外两条途径。前者主要在肝内合成，而后者靠饮食来摄取。因而，如果摄食过度或嗜食肥腻甘甜厚味，过多脂肪随饮食进入人体，分解不及，滞留血中，则会让血脂升高。

此外，糖类摄入过多，也可影响胰岛素分泌，加速肝脏极低密度脂蛋白的合成，从而导致高甘油三酯血症。胆固醇和动物脂肪摄取过多，或长期摄入过量的蛋白质、脂肪、碳水化合物以及膳食纤维摄入过少等，也可引发此病。

2. 不良情绪

一般来说，不良情绪也是引发此病的一个重要因素。这是由于思虑伤脾，脾失健运；或郁怒伤肝，肝失条达，气机不畅，膏脂运化输布失常，从而使血脂升高。

3. 肥胖

医学研究表明，肥胖症常继发引起血甘油三酯含量增高，部分患者血清胆固醇含量也可能增高，主要表现为Ⅳ型高脂蛋白血症，其次为Ⅱb型高脂蛋白血症。因而，如果人到中年，变得过胖时，一定要注意控制自己的体重。

4. 年老体衰

一般来说，血脂和脂蛋白通常随年龄增长而增高，这是由于老年人血脂和脂蛋白的代谢全面降低而致。通常男性到50岁，女性到65岁左右，胆固醇和三酰甘油达到峰值。上海市438名老年人的血脂及脂蛋白调查结果显示：市区老年组的血清脂质显著高于青年组。老年人的血脂浓度随体重增加、活动减少、伴有高血压病及冠心病而有所增高。

5. 缺少运动

生命在于运动。但人到中年，大多喜静少动或生性喜静、贪睡少动；或因职业工作所限，终日伏案，多坐少走。这样，人体的气机就会失于舒畅，膏脂来不及转化，沉积体内，血脂就会升高。

6. 疾病

有一些高脂血症，如继发性高脂血症是指由于其他原发疾病所引起的高脂血症，这些疾病包括：肝脏疾病、糖尿病、肝病、甲状腺疾病等。如果人有肝脏疾病，其脂质和脂蛋白代谢也必将发生紊乱。不论何种原因引起的脂肪肝，均有可能引起血脂和极低密度脂蛋白含量增高，表现为 IV 型高脂蛋白血症。及至后期，肝细胞损害进一步发展，血浆甘油三酯和极低密度脂蛋白含量反而降低，甚至出现低脂蛋白血症。

7. 遗传

遗传可通过多种机制引起高脂血症，某些病变可能发生在细胞水平上，主要表现为细胞表面脂蛋白受体缺陷以及细胞内某些酶的缺陷（如脂蛋白脂酶的缺陷或缺乏），也可发生在脂蛋白或载脂蛋白的分子上，多由基因缺陷引起。

此外，吸烟、季节气温变化、月经、妊娠等，也可引起血清胆固醇水平的明显波动，从而导致高脂血症。所以，要想防治此病，除了药物治疗，还要保持健康的生活方式，少吃盐，多吃低脂食品，增强运动。

专家提示

有些药物会影响血脂水平，如皮质类固醇、促肾上腺皮质激素、雌激素、肾上腺素、去甲肾上腺素、孕激素雌激素合用（口服避孕药）、β—受体阻滞剂（普萘洛尔、氧烯洛尔）等。所以，如果需要用以上药物时，一定要小心，谨遵医嘱，切不可自己胡乱用药，否则会导致血脂异常。

高血压病有什么症状

你经常头痛、头晕、注意力不集中吗？你最近记忆力减退、肢体麻木、夜尿增多、心悸吗？如果你有以上症状，就要及早去看医生了。因为这些是高血压病的症状。

一般来说，高血压病早期无症状或症状不明显，仅仅会在劳累、精神紧张、情绪波动后发生血压升高，并在休息后恢复正常。但随着病情的发展，则会呈现以下症状：

1. 头晕

头晕为高血压病最多见的症状。有些是一时性的，常在突然下蹲或起立时头晕；有些是持续性的。头晕是患者的主要痛苦所在，持续性的头晕会妨碍思考，降低工作效率，使注意力不集中，记忆力下降，对周围事物失去兴趣。当出现高血压危象或椎—基底动脉供血不足时，患者可出现与内耳眩晕症相类似的症状。有些长期血压增高的患者对较高血压已适应，当服降压药将血压降至正常时，也会因脑血管调节的不适应产生头晕。

2. 头痛

头痛也是高血压常见症状，疼痛部位多在额部两旁的太阳穴和后脑勺。高血压引起的疼痛多为持续性钝痛或搏动性胀痛，甚至有炸裂样剧痛。常在早晨睡醒时发生，起床活动及饭后会有所减轻。

3.胸闷心悸

此症状的出现是由于患者的心脏受到了高血压的影响，血压长期升高会导致左心室扩张或者心肌肥厚，这都会导致心脏的负担加重，再进一步就会发生心肌缺血和心律失常，此时，高血压患者就会感到胸闷心悸。

4.注意力不集中，记忆力减退

注意力不集中、记忆力减退为高血压病最常见的症状之一，并且会随着病情的发展而逐渐加重。具体表现为注意力容易分散，近期记忆减退，常很难记住最近的一些事情，而对过去的事，比如童年时代的事情记忆犹新。

5.出血

之所以出现此症状，是由于高血压可致动脉脑硬化，让血管弹性减退，脆性增加，所以易破裂出血。其中比较多见的是鼻出血，其次是结膜出血、眼底出血、脑出血等。

6.肢体麻木

最常见的为手指、足趾麻木，皮肤如蚁行感，项背肌肉紧张、酸痛。此外，也有一些患者常感手指不灵活。如果肢体麻木时间长，而且固定出现于某一肢体，并伴有肢体乏力、抽筋、跳痛时，应及时到医院就诊，不然，就会有脑卒中发生。

总之，如果在生活中，你的亲人出现莫名其妙的头晕、头痛或上述其他症状时，都要考虑是否患了高血压病，此时要及时测量血压。若已证实血压升高，则趁早治疗，坚持服药，这样才能避免病情进一步发展。

专家提示

高血压病的症状与血压升高的水平并无正比关系。高血压患者不能以症状的轻重来估计血压的高低和决定降压药物的服用剂量。

出现这些症状时一定要注意

血脂高易造成血稠，引发动脉粥样硬化后，使血流变慢，严重时血流甚至会被中断，容易引发心脑血管疾病，诱发胆结石、胰腺炎，加重肝炎，导致男性性功能障碍等。但轻度高脂血症患者通常没有任何不舒服的感觉，只有当病情发展到一定程度时，高脂血症才有如下症状：

1. 头晕目眩、头痛

由于高血脂的发病是一个慢性过程，轻度高脂血症通常没有任何不舒服的感觉，较重的会出现一些靶器官受损症状如头晕目眩、头痛、胸闷、气短、心慌、胸痛、乏力、口角歪斜、不能说话、肢体麻木等，最终会导致冠心病、脑中风等严重疾病，并出现相应症状。

2. 高脂血症胰腺炎

高脂血症一般表现不是很明显。绝大多数的高脂血症患者自己没有感觉，大多是在检查身体时，或者做其他疾病检查时被发现的。若甘油三酯过高（＞10 毫摩尔/升）可能会引发急性胰腺炎。

3.黄色瘤

眼睛眼皮上面可以出现两块黄色的斑，这是黄色瘤。若脸上有黄色瘤这是高脂血症的症状。

4.高脂血症的并发症

高脂血症可以并发多种其他病，如并发动脉硬化、并发心脏疾病、出现脑供血问题、出现肝功能异常或者肾脏出问题等，甚至有的还会并发高脂血症胰腺炎，这些都可能成为高脂血症的症状。

总之，高脂血症是一位"无声的杀手"。它与高血糖、高血压既是主凶，也是帮凶，它们互相影响。因而，在生活中，如果我们发现自己身体有以上表现，一定要重视起来，并及早到医院检查治疗。

专家提示

对于高脂血症绝对不能忽视。当血脂还是轻度升高时，就应当要重视防治，这样血脂才能得到有效控制，否则后果会很严重。

体重与高血压病、高脂血症有什么关系吗

现在，人们生活水平提高了，我们身边的胖子越来越多，体重越来越远离健康的标准。"千金难买老来瘦"是有一定道理的，临床调查显示，体重的高低、体形的胖瘦与高

血压病、高脂血症的发病率有一定的关系。相对而言，肥胖的人比较容易得高血压病与高脂血症。

现代医学研究认为，肥胖人的脂肪代谢有以下特点：血浆游离脂肪酸升高，胆固醇、甘油三酯、总脂等血脂成分普遍增高。肥胖人的血浆胆固醇水平在 5.2 毫摩尔/升以上的可占 55.8%。之所以如此，是因为肥胖患者的机体组织对游离脂肪酸的动员和利用减少，导致血中的游离脂肪酸积累，血脂容量升高。碳水化合物引起的高甘油三酯血症的患者容易肥胖。当这类患者进食的碳水化合物较多或正常时，血浆的甘油三酯升高；而减少碳水化合物的摄入量，高脂血症就可好转甚至消失。同样，体重下降也能让血浆中的甘油三酯下降到正常水平。血浆胆固醇和甘油三酯的升高与肥胖程度成正比。

此外，血液中甘油三酯和胆固醇升高的水平与肥胖程度成正比。胆固醇包括俗称"坏胆固醇"的低密度脂蛋白，它沉淀附着于血管壁，引起动脉硬化；还有所谓"好胆固醇"则是高密度脂蛋白，具有洗涤动脉的功能。肥胖的人不单只有总胆固醇值较高，且拥有的低密度脂蛋白也较多，而高密度脂蛋白较体重正常者少。

肥胖的人得高血压病者比正常体重者高 2 倍以上。早在 50 年前，美国科学家在对 22714 名美国军人进行的一项调查研究中发现，体重超重和短暂性血压升高同时存在时，发展成持续性高血压的概率是无短暂性血压升高、体重正常者的 12 倍。

肥胖发生的机制主要与摄食过多、耗热过少、饮食习惯、遗传因素以及内分泌失调导致机体脂质代谢失常等因素有关。肥胖者的高血压可能由造成肥胖的同一机制或与之平行的机制所触发，如高热量、高脂肪饮食、摄盐过量等都容易使人发胖，而这些因素同时又是导致高血压的直接原因。

尽管从统计的角度看，肥胖与高血压病、高脂血症有着直接的联系，肥胖的人也不必过于担心。为了健康，我们一定要积极控制饮食，减少食用红色肉类和奶制食品，多食蔬菜、水果、豆类和鱼类，减轻体重。此外，也可多做游泳、慢跑等非剧烈运动，或晨起到公园跑步，欣赏朝阳和嗅一嗅新鲜的空气。如果这些方法仍不能使血脂降至理想水平时，就必须开始药物治疗。

专家提示

高血压病与高脂血症其实是一种群体性疾病，任何人都有可能发病，只是多见于肥胖的人群，有时瘦人也照样可以发病。所以，瘦人也不能对它掉以轻心，一经发现，也需要积极控制饮食，必要时选择药物治疗。

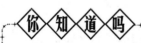

肥胖的人是好发高血脂人群

说起高血脂的好发人群，人们的第一印象是体重超重或肥胖的人。一个人如何判定自己是否肥胖呢？

18 岁以上的成年人可以用体质指数来衡量。体质指数＝体重（千克）/身高的平方（平方米）。一般而言，男性体质指数＞25 千克/平方米，女性体质指数＞24 千克/平方米即为肥胖。而在肥胖者当中，犹以中心型肥胖危害最大。有句俗语："腰带越长，寿命越短。"统计资料表明：腰围/臀围比值增高者（男性＞1.0，女性＞0.8）常伴有血脂水平的增高，是冠心病潜在的危险因素。

年轻人易患高脂血症吗

血脂异常致病是一个非常缓慢的过程，因为缺乏不舒服的感觉，往往不能及时发现；同时在认识上，也存在误区。如很多人认为，高血脂、动脉硬化等疾病是中老年人的专利，但随着生活节奏的加快，生活、工作压力的加大，一些平时应酬多、饮食肥腻，再加上缺乏体育锻炼、过了 30 岁的年轻人，慢慢成为高脂血症的易发人群。因而，那些认为高血脂、动脉硬化等疾病是中老年人专利的观念，早应被淘汰。

据上海、北京等地的一项调查显示：年轻白领阶层中高血脂、脂肪肝、动脉硬化问题普遍存在。其中，20～40 岁人群高血脂的检出率接近 20％，几乎每 5 个体检的中青年人中就有 1 人血脂超标。这一年龄段高血脂的检出率甚至高于 60～70 岁年龄段。由此可见，当代年轻人不能忽略高血脂的危险因子，必须注意自己的血脂水平、肥胖、脂肪肝等问题，及时、定期到医院检查血脂。一般来说，正常人应该每两年检查一次血脂，40岁以上的人应每年检查一次血脂。

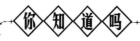

专家提示

有家族高脂血症史、体形肥胖、长期吃糖多、长期吸烟和酗酒、习惯静坐、生活无规律、情绪易激动、精神常处于紧张状态的人群，以及已经患有冠心病、高血压病、脑血栓病的患者，应在医生的指导下定期检查血脂。

你知道吗

甘油三酯的正常值是多少？

甘油三酯的正常血脂标准用胆固醇和低密度脂蛋白做参考，因为这两项是比较重要的标准，胆固醇可以在220毫克范围，不超过220毫克，以此为标准计算是5.7毫摩尔；低密度脂蛋白一般不超过140毫克，标准是3.64毫摩尔。

如果一个人家里有高血压患者，或者他自己有高血压病、抽烟，或者父母都有冠心病，他的标准就不是这些了。他的胆固醇应该在200毫克，就是5.2毫摩尔，低密度脂蛋白是120毫克。如果一个人得了糖尿病，这时标准更严格，胆固醇不能高于180毫克，就是4.68毫摩尔；低密度脂蛋白不能高于100毫克，就是 2.6 毫摩尔。正常范围来说，化验单给的结果往往是什么都没有的数字，但是不能完全根据这个来判断，要因人而异。

高血压病也流行

有人预测，随着人口的增长和预期寿命的延长，心血管疾病将一直是导致全球人口死亡的主要原因。我国每年死于脑卒中与高血压并发症者在 150 万以上，致残者达数百万。因此，高血压是中年以后心血管病的主要根源。在性别与患病的关系方面，高血压病的发病率是男性大于女性，而生存率则是女性高于男性。

调查显示，高血压病的发病率有随年龄增长而增高的趋势。有资料表明，40 岁以下的高血压患者仅占总患病数的 10％左右，大多数患者（约 90％）均为 40 岁以上的中老年人。国内有一项调查显示各年龄组的高血压病发病率是：4～14 岁为 0.86％，15～20 岁为 3.11％，21～29 岁为 3.91％，30～39 岁为 4.95％，40～49 岁为 8.60％，50～59 岁为 11.38％，60～69 岁为 17.23％。以上这些数据到现在为止又翻了 1～2 倍。

女性的高血压病还经常发生在更年期，这也提示本病发生随着年龄的增长而增加的现象，既有内在生理变化的因素参与，又与外界因素长时间作用有关。

不同职业的高血压病患病率有较为明显的差异。从事脑力劳动的人，其高血压病的患病率要高于从事体力劳动的人。在工作繁忙又紧张、注意力需要高度集中、体力活动较少的岗位上工作的人，如会计人员、售票员、报务员、教师、驾驶员等，患病率明显升高。

资料表明，在农村从事传统农业的人，高血压病患病率低于城市体力劳动者和城市半脑力劳动者。高血压病的患病率为城市半脑力劳动者＞城市体力劳动者＞农村劳动者，可见高血压病易发生在脑力劳动的职业人群中。

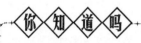

专家提示

人到中年以后，得高血压病的概率大大地增加了。因此，40岁以上的人群应注意检测血压，并要在未病时就积极地预防和调养。

你知道吗

年龄与高血压的关系

人在生长发育过程中，血压也有相应的变化。一般来说，到了40岁后血压逐渐升高，主要是指收缩压，而舒张压不超过90毫米汞柱。这种正常范围内的增高，反映了小动脉随着年龄增长，弹性逐渐减弱的情况，这是正常的生理变化。

如果再加上一些其他因素，如遗传、肥胖等，使老年人高血压病的发病率显著高于中青年。

血脂测定要注意

血脂异常是引发心脏病的一个重要因素，同时，由于高脂血症导致心脑血管疾病是一个相当缓慢的过程，疾病常常从青壮年时期就开始侵袭血管，早期几乎没有任何症状，所以人到中年，要定期检查血脂。

一般来说，在检查血脂前，要注意以下几点：

1. 禁食

像检查胃肠一样，在采血的前一天晚上 10 时就要开始禁食，这样才能在次日早上 9～10 时采取静脉血，即空腹 12 小时以上于晨间取血。

2. 饮食要清淡

在取血化验前的最后一餐，饮食一定要清淡，要忌食高脂食物；同时要注意不能饮酒，喝酒会明显升高血浆富含甘油三酯的脂蛋白及高密度脂蛋白浓度，使化验结果不准确。

3. 保持良好的心态

由于血脂水平可随一些生理及病理状态变化，如创伤、急性感染、发热、心肌梗死、妇女月经、妊娠等，因而血脂检查最好在生理和病理状态比较稳定的情况下进行。

4. 服用某些药物

检查前不要服用某些药物，如避孕药、β-受体阻滞剂（如普萘洛尔）、大剂量噻嗪类利尿剂（如氢氯噻嗪、氯噻酮）、激素类药物等。这些药物可影响血脂水平，从而导致检验的误差。

总之，由于血脂检查易受许多因素的影响，因而到医院化验前，一定要注意上述几种情况，这样才能确保检查结果的准确无误。

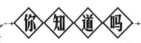

如果检查出血脂异常，不要着急，应当间隔一段时间后，再次复查血脂，最后请医生确诊是否为高脂血症。

你知道吗

为什么冠心病患者都要查血脂？

冠心病患者上医院看病时，医生一般都会建议患者检查血脂，这是由于血脂异常是冠心病主要的致病危险因素之一。而检查血脂不仅可了解患者有无血脂异常及其血脂异常的程度和类型，而且还可以指导冠心病患者进行治疗。降脂治疗必须根据患者血脂异常的程度和类型来选择不同的治疗方案。

高血压与缺钙也有关

钙是构成人体的重要组成成分，钙和磷相互作用，会制造健康的骨骼和牙齿；钙还可和镁相互作用，维持健康的心脏和血管。正常人体内含有 1000～1200 克的钙，身体如果缺少钙，会对我们的身体健康造成极大的危害。

也许你不相信，但近年来科研人员发现，人群平均每日钙摄入量与血压水平呈显著负相关，即日钙摄入量多的血压低，少的则血压高。具体为日均摄钙量每增加 100 毫克，平均收缩压水平可下降 0.3 千帕（2.5 毫米汞柱），舒张压水平可下降 0.17 千帕（1.3 毫米汞柱），可见钙吸收减少是高血压病的发病原因之一。如果想有一个好的身体，就必须保持钙的正常吸收；对于高血压患者来说，如果想有一个稳定的血压，最好及时补钙。

钙对人体有以下重要作用：

（1）钙具有稳定作用。钙与细胞膜结合可降低细胞膜通透性，让血管平滑肌松弛。

（2）钙自身可阻断钙的通道，让细胞外的钙离子无法进入细胞内。

（3）医学研究发现，40％的血压升高与甲状旁腺有关。甲状旁腺可产生一种耐高热的多肽物质，这是引起高血压的罪魁祸首，称为致高血压因子。致高血压因子的产生受低钙饮食刺激，而高钙饮食可抑制它的产生。

在生活中，哪些食物中有钙的成分呢？

大豆及豆制品、奶及奶制品、鱼、虾、蟹、蛋、木耳、紫菜、雪里红等食物含钙较多，在日常生活中应经常食用这些食品。

总之，如果我们的膳食中钙不足可让血压升高，因此及早注意饮食中钙的供应和吸收，对高血压病的防治是有益的。

专家提示

假如您经常饮用碳酸饮料，就要注意补钙。因为这些饮料中含有极高的磷，会消耗人体的钙，增加患骨质疏松症的概率。

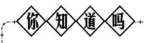

补钙小常识

钙能够囤积骨本，预防女性更年期因骨质流失引起的骨质疏松症；钙对预防女性卵巢癌的发生具有保健作用。但补钙应注意以下4点：

（1）补钙同时一定要注意维生素D的补充，因为维生素D体内量的多少直接影响钙的吸收，所以多晒太阳，增加维生素D的合成对补钙有十分重要的意义。

（2）草酸、植酸会和钙结合形成不溶性钙，影响钙的吸收。

（3）磷与钙也可形成正磷酸钙，当钙磷比小于 1 时，则影响钙在人体内的驻留，会引起骨质疏松。

（4）钙与镁并用时，其比率应为钙：镁＝2：1。碳酸饮料中含有极高的磷，会消耗人体内的钙，因此常饮碳酸饮料者应注意补钙。

老年高血压有哪些特点

高血压是导致老年人充血性兴衰、脑卒中、冠心病、肾衰竭、主动脉瘤的发病率和病死率升高的主要危险因素之一，严重影响老年人的健康、长寿等生活质量，是老年人最常见的疾病之一。所以作为高血压的一种特殊类型，老年人高血压正日益成为重要的研究课题。20 世纪 90 年代高血压病治疗的重要进展之一，就是老年高血压患者经过有效降压治疗，能显著减少心脑血管病发病率和病死率。这证明在心血管病高发的这类人群中，实施降压治疗不仅是可行的、安全的，而且获得的益处较大。

近年来，对老年高血压的研究有了较大进展，它主要有以下特点：

1. 收缩压与舒张压相差较大

老年人各器官都呈退行性变化，尤其是心血管系统，动脉硬化明显，几乎成了无弹性的管道。心脏射血时主动脉不能完全膨胀，动脉内骤增的血容量得不到缓冲，使收缩期血压增高，而舒张压相对较低，导致脉压差增大。

2. 血压波动大

表现为患者活动时血压增高，安静时较低；冬季偏高，夏季偏低；而且血压越高，其季节性波动越明显。老年高血压患者血压在 24 小时以内，以及在一个较长时期都有较大波动，容易发生体位性低血压，这与老年人压力感受器官调节血压的敏感性减退有关。

3. 并发症多

老年人由于生理功能减退，患高血压后容易引起心、脑、肾的并发症，如心绞痛、心肌梗死、脑卒中、肾功能不全等，此时需特别注意，不要应用使同时患有的其他疾病加重的药物。

4. 恶性高血压罕见

老年高血压以良性高血压居多，恶性高血压极少。表现为起病缓慢，进展慢，症状多不典型或无明显自觉症状，病情常在体检中或并发脑血管病时才被发现。

老年高血压患病率很高，约占 50%，其中多数为单纯收缩期高血压，常见原因有下列几种：

（1）老年人喜食含钠高的食品，因为老年人味觉功能减退。

（2）老年人腹部脂肪堆积和向心性肥胖容易发生高血压。

（3）老年人存在胰岛素抵抗和继发性高胰岛素血症。

（4）老年人的交感神经活动性高，血中肾上腺素水平较高，但不易排出。

（5）老年人血管弹性降低，血管内膜增厚，常伴有动脉粥样硬化，此为老年人收缩期高血压的主要原因。

（6）老年人肾脏排钠能力降低。

专家提示

老年高血压是指年龄大于 65 岁，血压值持续或非同日 3 次以上超过标准血压诊断标准，即收缩压≥150 毫米汞柱和（或）舒张压≥90 毫米汞柱者。

第 3 章

高血压、高血脂的防治与急救措施

据一项调查显示，中国有近30％的被调查者存在较高的心血管疾病风险。事实上，经研究分析，很多心血管病是可以控制的，如高血压病、高脂血症、糖尿病等。不可控制的危险因素仅占这类疾病的20％，因此，科学的防治方法能有效降低高血压、高血脂带来的危险。

健康测试

你的血脂高吗

也许你已经是高脂血症患者，但是却并不知道。下面的一组参考数据能让你看出自己是否是高脂血症患者，如果你的血脂值不符合正常范围，就有可能过高了。

（1）你的总胆固醇高于5.72毫摩尔/升（200毫克/分升）吗？

（2）你的低密度脂蛋白胆固醇是多少？是否高于3.64毫摩尔/升（140毫克/分升）？

（3）你的高密度脂蛋白胆固醇低于0.91毫摩尔/升（35毫克/分升）吗？

（4）你的甘油三酯是多少？高于1.70毫摩尔/升（150毫克/分升）吗？

测试答案

以上4个问题，如果你的答案有一个为"是"，你就需要去医院检查，甚至治疗了。

如何预防高血压病、高脂血症

一说到高血压病、高脂血症，大多数人认为这是老年病，其实并非如此。现代医学研究者指出，高脂血症患者已经有年轻化趋势，我国 15 岁以上人群高血压病患病率约为 14％，比 30 年前增加了 1 倍。根据北京儿童医院普查的数据得知，6～18 岁的儿童和青少年中，血压偏高者占 9.36％。所以要想真正预防高血压病、高脂血症，就要从根源抓起，从娃娃抓起。

影响我们患上高血压病、高脂血症的因素有很多，我们可以从以下几方面入手：

1. 重视遗传因素

根据遗传学研究数据得知，父母双方都有高血压，子女患病率为 46％左右；父母中一方有高血压，子女患病率为 28％左右。因此，如果家族中有患高血压病的成员，家长尤其应该对儿童的血压引起注意，最好是定期检查血压。

即使家族史中没有高血压病、高脂血症的先例，如果有条件的话，父母也应该带孩子去定期检查血压，这样可以起到预防的作用。

2. 开始减肥

小时候长得过胖的孩子长大以后高血压病患病率是正常儿童的 3 倍。所以，从儿童时期，就要注意控制体重。如果体重超重，就要开始减肥。

3. 多运动

控制体重最好的方法是加强体育锻炼，多做一些运动。要知道，参加体育活动能放松紧张情绪，既对稳定血压有一定的好处，又能使堆积的脂肪消耗掉，从而消耗胆固醇，使血压负担减轻。一般来说，儿童不适合进行运动量太大的运动，但是慢跑、散步、游泳等都是适合儿童运动的好项目。

4. 养成好的饮食习惯

高血压、高血脂和饮食习惯有很大的关系，终身低钠的人群，几乎不发生高血压。所以在平时饮食中我们要少吃盐，每人每天的食盐摄入量为 2～4 克，能起到预防高血压病的作用。有高血压病家族史的儿童，最好每天只吃 1～2 克盐。儿童最好不要吃咸菜，或者少吃。

还要注意不要摄入太多的脂肪，尤其是含饱和脂肪酸特别多的东西。肥肉、肝脏、大肠等含胆固醇比较高的食物最好少吃。平时饮食要注意荤素搭配合理，不要吃过多淀粉类食物，如土豆、红薯等。

5. 注意心理卫生

心理因素与高血压有密切的关系。长期精神紧张是高血压发生的重要原因，不良情绪如过于激动、烦躁、焦虑等都可以导致高血压。因此，要想预防此病，一定要调整好学习和休息的生活节奏，保持身心愉悦，还要保证充足的睡眠。

6. 戒烟

吸烟可以使血压升高，心跳加快，吸一支烟有时可使血压上升 3.33 千帕（25 毫米汞柱）。尼古丁作用于血管运动中枢，同时还会使肾上腺素分泌增加，引起小动脉收缩。长期大量吸烟，会使小动脉持续收缩，久而久之动脉壁变性、硬化，管腔变窄，形成持久性高血压。

以上都是预防高血压病、高脂血症的方法与细节，但需要注意的是，无论哪一种方法，都要坚持长期预防。否则，患上高血压病、高脂血症的概率依然会很高。

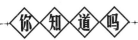

正常情况下儿童至少应每年测量一次血压，有家族高血压病遗传史的孩子有条件的可半年测一次。3～7岁幼儿舒张压超过80毫米汞柱，8～14岁幼儿舒张压超过85毫米汞柱时，就可认为是血压异常了，应及早到儿童医院就医。

你知道吗

高血压的初发年龄有提前趋势

目前，高血压的初发年龄有提前趋势，青少年高血压的比例不断增加，其中原发性高血压人数高于继发性高血压。

青少年原发性高血压与遗传和肥胖有关，如果父母患有高血压，子女患有高血压病的可能性较大，发病年龄也较早。肥胖也是原发性高血压的另一重要原因。继发性高血压的主要病因是肾脏疾病，如慢性肾炎、肾脏先天性畸形、肾动脉狭窄等。由于两类高血压病的治疗方法不同，因此，一旦发现青少年血压升高，应区分是原发还是继发。最重要的是查尿常规和血钾，如果肾功能有异常或血钾低下，大多数属于继发性高血压，应进一步检查，针对病因进行治疗。继发性高血压与原发性高血压一样，都需要进行降压治疗。

维生素也能预防高血压病、高脂血症

平时我们说到防治高血压病、高脂血症，一般都是靠药物来进行的。这样做疗效很明显，但是存在着副作用。有没有其他安全有效的方法也能预防高血压病、高脂血症呢？据医学界的最新研究发现，老年人的血液中维生素含量高者，血压相应会低。维生素也可以预防高血压病、高脂血症，它靠的就是调理，因为维生素能软化血管，增加血管的弹性，使血管不易破裂。

维生素的家族很大，哪些可以用来预防高血压病、高脂血症呢？一般来说，可预防高血压病、高脂血症的维生素主要有下面三种：

1. B族维生素

（1）维生素 B_1：这种维生素和我们的关系很亲近，处处可见，但维生素 B_1 在人体内无法储存，很容易流失掉，所以每天都应吃一些含维生素 B_1 的食物。

（2）维生素 B_2：这种维生素在动物内脏存在的较多，如牛肝、鸡肝。此外，香菇、小麦胚芽、鸡蛋、奶酪等食物中也有维生素 B_2。

（3）维生素 B_6、维生素 B_{12}：在肝、肉类、牛奶、酵母、鱼、豆类、蛋黄、坚果、菠菜、奶酪等食物里可以找到维生素 B_6 和维生素 B_{12}。

由于 B 族维生素要想一次性全部摄入是比较困难的，所以，我们平时可以多选取不同的食物组合着吃，就容易摄入更多的 B 族维生素了。

2. 维生素 E

维生素 E 最大的功能就是可以软化血管，使血管增强抗氧化的能力，而如果人体内的血脂质氧化了，就会对健康有害。因此，对于我们来说，维生素 E 很重要。含有维生素 E 的食物很广泛，如谷类、小麦胚芽、棉子油、南瓜、绿叶蔬菜、蛋黄等。

3. 维生素 C

维生素 C 具有保护作用，可保护动脉血管内皮细胞免遭体内有害物质的损害，起到"墙壁"的作用。维生素 C 还可以清除体内毒素，和维生素 E 一样也可以祛斑。芹菜、韭菜、茄子等食物中都含有丰富的维生素 C。

以上各种维生素都具有软化血管、增加血管弹性的功能，因而在日常饮食中，我们可适当地多摄取一些。

专家提示

摄取维生素用意不在降血脂，而是抗氧化。因为氧化的血脂质对身体有害，维生素虽不能让血脂下降，却可帮助抗氧化而减低血脂被氧化的概率，同时也减少血管硬化的程度。

高血压病的治疗原则是什么

患了高血压病就要治疗，但是每位高血压患者的年龄、性别、病变严重程度各不相同，有的患者只是单纯性的高血压病，有的患者还有其他严重并发症，因此高血压病治疗的方法自然也就因人而异了。但无论用哪种方法治疗，有一些基本的原则是相通的。

以下就是治疗高血压病的基本原则，大家不妨参考一下：

1. 用药的最基本原则

高血压病治疗最重要的是要对病情有效，这也是用药最基本的原则。一般医生会建议用一种药，如果一种不行，就用两种或两种以上的药物。

有的患者心率快可用β—受体阻滞剂，心率慢的用钙拮抗剂，有其他的疾病如肾功能不全，就可用血管紧张素转换酶抑制剂（ACEI）或血管紧张素Ⅱ（ATⅡ）受体拮抗剂。

对于处在Ⅰ期高血压病的人群，用药的时候还要注意保护靶器官免受损害。医生也建议，在用药的同时，能主动积极地改善生活方式，对疾病的治疗效果会更好。

2. 坚持长期治疗

一旦患上了高血压病，就离不开药了，因为一旦停止用药，血压就会恢复到治疗前水平。现在人们普遍认为"是药三分毒"，治疗高血压病的药物也一样有副作用，所以有的人在血压高的时候就吃药，血压不高了就不吃药了，血压也随着药物的使用和停用而时高时低，一不小心，就导致了并发症。

所以治疗高血压病的时候有个原则就是需要终身用药，这也是高血压病自我保健的一个好措施。这样能将血压控制在一个适当的水平，能消除高血压带来的种种不适感，能最大程度地保护患者的身体。

3. 减少并发症的产生

如果在进行降压的同时能减少并发症的产生，如减少高脂血症、糖尿病、高胰岛素血症、胰岛素抵抗和肥胖的发生概率，那样不但可以保护患者的身体，又可延长患者的生命。

4. 用药要个体化

每一位患者的情况都是不尽相同的，治疗方案也是不相同的。无论是药物治疗，还是非药物治疗，用药要尽量个人化、简便化，患者容易接受，效果也更好，这样患者才能够坚持长期治疗。

5. 强调配合

对于医生开出的药，患者要极力配合服用，这样才能做到有病早治、无病早防。如果患者不遵医嘱服药，即使是治疗，也不会有效果的。同时患者的家属也要注意帮助患者减轻压力，树立治疗信心，这一点也很重要。

专家提示

治疗高血压病的药物都是有一些副作用的，选择药物的时候要尽量选择副作用低的，这样就能避免长期服药而导致的对患者心、脑、肾等重要器官的损害。

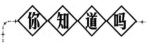

合理应用卡托普利降压

卡托普利是最早用于降压治疗的血管紧张素转化酶抑制剂，其降压疗效可靠，应用普遍。随着临床应用的日益广泛，发现卡托普利具有一些常见与不常见的不良反应，需要提高警惕，加强防范。但也不要过度担心，因为副作用出现的概率毕竟少，且不太严重。

1. 咳嗽

资料表明，服用卡托普利的患者有 10%～12% 可因敏感而出现咳嗽，这是该药最为常见的副作用。通常起病隐匿，于服药数日后发病，表现为干咳，夜间加重，无器质性病变，少数可伴有哮喘。停药后咳嗽会缓解，再服用该药仍会复发。

2. 低血压

亦为卡托普利的常见副作用，多见于首次用药后的几小时内。轻者可无症状，重者出现头晕、胸闷、心悸、视力模糊，以及起立时晕厥等症状。提示患者在初次用药时从小剂量开始，减半量服用，对预防这一副作用有所帮助。

3. 肾功能不全

为可逆性肾功能不全。系患者会合并双侧肾动脉狭窄，这是过量服用卡托普利的不良反应之一，其发生率虽然很低，但负面影响极大。故在单服卡托普利疗效差时应联合用药，不要随意加大剂量。

4. 消化道症状

有少数患者在用药剂量偏大且用药时间长时，消化道症状明显，主要引起味觉障碍，表现为口中有金属味或苦味，可伴有口干、食欲不振、胃部不适，部分患者还可出现腹痛、腹胀、便秘或腹泻等消化道症状，减量或停药可使这些症状缓解或消失。

5. 肝脏损害

为卡托普利的不常见副作用，通常表现为一过性氨基转移酶升高或出现轻微黄疸，系胆汁瘀积所致。肝脏损害多在用药后 5～8 周出现，个别迟至 4～10 个月才被发现。因此，若在服药期间感到乏力、食欲不振、消化不良，要注意观察皮肤、巩膜有无黄染，及时检测肝功能，一旦确定应立即停药，并予以利胆退黄及保肝治疗。

6. 皮肤变态反应

多在服药 1 个月左右发生，为一过性的瘙痒或皮疹。皮疹形状主要是斑点状，也可以是荨麻疹样或玫瑰样皮疹，散发，出疹期间可伴发热。皮肤变态反应具有自限性特点，7～10 天皮疹可逐渐消退。

7. 不良精神症状

少数患者服药后可能出现乏力、头痛、头晕、精神不济、失眠、抑郁等不良精神症状，具有自限性，减少用药剂量可在数周后逐渐恢复正常。

8. 哺乳期的影响

哺乳妇女服用卡托普利后有微量药物进入乳汁，可能造成婴儿的药物蓄积，对婴儿肾功能有所影响。因此，哺乳期妇女要慎用卡托普利。

高血压急症如何自救

高血压患者由于劳累、情绪波动、精神创伤等诱因，在或长或短的时间内血压急剧升高，病情急剧恶化称为高血压危象。

患者先出现剧烈头痛、眩晕、视力模糊等症状，如不及时处理，病情将进一步恶化，进而发生神志改变、恶心、呕吐、腹痛、呼吸困难、心悸等，重症者还可出现抽搐、昏迷、心绞痛、心衰、肾衰、脑出血等严重后果。因而，高血压患者出现高血压危象时，一定要学会自救。首先要口服短效降压药，可以吃医生开的处方药物，也可以平时购买一些放在家中，用于急救。常用的降压药有可乐定、卡托普利、硝苯地平、拉贝洛尔，其中硝苯地平、卡托普利效果较快。服药 0.5～1 小时后血压无明显改变，或者血压下降不满意，感觉症状加重，就应该去医院急诊，使用静脉用药降压。

上面说的是最基本的自救方案，具体来说，症状突发时分以下几种情况：

1. 情绪困扰引起的高血压危象

凡是有高血压病的患者神经系统本来就处于不稳定状态，所以高血压患者多半表现得脾气很急，肝火也比平常人旺，心跳快是他们最显著的特点。因此很多患者就是在情绪受到困扰时出现突发症状的，这些患者对环境的适应能力不强，神经容易失调，血压就会马上升高。

此时，应立即口服一种短效降压药，以防意外事件发生，也可合用点镇静药。如果还出现恶心、呕吐、耳鸣等现象，应该马上去医院治疗；但是要服降压药后再去医院，因为路途颠簸有可能发生脑血管意外。

2. 饮食不当引起的冠状动脉供血不足

一般医生会建议高血压患者不要吃得太饱，因为有的患者饱餐后或急速行走时会有突发状况。饱餐后胃肠道血流量增加，血压也会相应上升，如果是在寒冷的季节，血管在硬化的同时还要收缩，更加重了血管的负担，很容易引起突发事件。

当高血压患者在这个时候觉得心慌、憋气、胸部闷痛时，应该马上测量血压，若高达 180/100 毫米汞柱以上，可能是冠状动脉供血不足，马上含服硝酸甘油 1 片，一般 1 分钟左右起效，如果没有效果，应该马上去医院接受检查和治疗。

3. 高血压患者夜间憋气时

高血压患者的心脏负荷量要比常人大，所以夜间容易出现阵发性胸闷气急，不能平卧而必须坐起；有的患者甚至不能动，稍稍活动即感呼吸困难，这种现象老年患者出现的比较多。一旦发生憋气现象，应该马上自救，患者可以舌下含服硝酸甘油或口服硝酸异山梨酯，并测量血压；还可以同时口服卡托普利或卡维地洛，能减轻心脏负荷。如果这种现象经常出现的话，要去医院做超声心动图检查，以了解心脏情况。

4. 高血压患者突然跌倒时

高血压患者尤其是老年患者，在夜间起床突然跌倒，就属于这种情况。这时应该马上让患者平卧并测血压，若血压较高；至少要平卧20～30分钟，然后再由平卧到直立位测5分钟血压。若卧立位血压值相差大于40～50/10～20毫米汞柱，则应上医院检查原因。

总之，高血压患者在遇到突发情况时，一定要冷静，要根据具体情况做出具体急救的处理。情况不乐观时，要拨打120急救电话，及时就医，以免发生心脑血管意外。

专家提示

高血压患者应坚持服药治疗，并经常到医院监测血压变化，及时调整药物剂量。平常应合理安排工作和休息，不宜过劳，保证充足睡眠。戒除烟、酒及高脂饮食，避免情绪产生较大的波动。

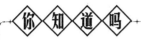

高血压危险症状自救须注意

高血压患者平时要知道简单的自救方法，以免出现突发事件时，惊慌失措而发生意外。

（1）患者及家属切莫惊慌失措，搬动患者时忌动作粗野、头低脚高。

（2）水桶内盛热水，水量以浸没小腿为好。将患者双腿浸入桶中半小时左右（冬天水要保温）。如果卧于床，可用两只热水袋加温下肢。

（3）也可配合中医疗法，如选耳背怒张的静脉管（无搏动感的血管），用消过毒的缝衣针挑破，放血约10滴，然后用棉花压迫止血。

（4）在野外田头，速将患者平稳地移至阴凉处，并用冷毛巾敷于头颈（后颈）部，不时调换。

治疗高脂血症，营养素必不可少

目前，医学界认为对血脂代谢有影响的是：膳食脂肪和脂肪酸；膳食碳水化合物及其构成；微量元素水质的硬度，其与钙、镁、锌等含量有关。其中，维生素对治疗高脂血症非常重要，治疗高脂血症的维生素主要是维生素 C 和维生素

E。它们的具体功能与作用如下：

1. 维生素 C

维生素 C 对血脂的影响很大，维生素 C 在体内能够促进胆固醇降解，转变为胆汁酸，而胆汁酸能增加脂蛋白脂酶活性，加速血清降解。对改良血管脆性，增加韧性有好处。维生素 C 还具有抗氧化作用，可防止脂质的过氧化反应。

维生素 C 是碳水化合物的衍生物，可以直接参与体内氧化还原反应。维生素 C 的总库存量以及它在血管中的浓度与其摄入量有很大的关系，所以一般高脂血症患者都需要补充这种营养素。科学研究得知，体内每日分解代谢的维生素 C 量为 34～62 毫克，中国营养学会推荐我国成人每日必要摄入量为 60～100 毫克。因为维生素 C 不能在体内合成，必须从食物中摄取，所以高脂血症患者都需要额外补充维生素 C。补充办法除了使用制剂外，最好是从食物中摄取，绿叶蔬菜和新鲜水果中均富含维生素 C，平时注意多吃这些食物即可。

维生素 C 易溶于水，不耐热，在空气中易氧化，遇碱性物易被破坏，高脂血症患者在烹饪的时候尤其要注意这点，避免维生素 C 的流失。

2. 维生素 E

维生素 E 是脂溶性抗氧化剂，能够抑制高脂血症患者细胞膜脂类的过氧化反应，增加抗氧化能力，保护细胞膜的稳定性，增加血管的强度。维生素 E 具有维持结缔组织弹性、溶入体内后促进血管血液循环的作用，还能影响参与胆固醇分解代谢的酶的活性，有利于胆固醇的转运和排泄，对血脂水平起调节作用。

维生素 E 一般存在于动物或植物脂肪中，和维生素 C 的水溶性不同，它是脂溶性抗氧化剂，而一般高脂血症患者的发病都和血清低密度脂蛋白胆固醇水平的增高有关。维生素 E 能增强血管抗氧化能力，使血清低密度脂蛋白胆固醇水平降低。

专家提示

高脂血症患者平时应该养成好的饮食习惯，远离高脂肪、高热量的食物，这样可起到治疗高脂血症的作用。

高血压病需要长期治疗

其实高血压病不仅是血液动力学异常疾病，也是代谢紊乱综合征。血压上升的同时，还伴随着许多其他代谢改变，如血糖升高、肥胖、血脂高等，诸多因素结合在一起，容易引起心脑血管方面的疾病，所以高血压患者要坚持长期用药治疗。

怎么做到长期甚至是终身规范治疗呢？可遵循以下几大原则：

1. 用药要从小剂量开始

药物都有副作用，为了减少药物的副作用，开始应该服用最小的有效剂量。除非是用量达不到控制血压的用途，而且没有不良反应，才可慢慢地增加到常规用量。体质虚弱的老年人尤其要遵守这一点。

2. 选择长效药

长效药好处多，不仅药力持久，药效持续时间长达 24 小时以上，而且患者也容易耐受，服药后很少发生因血压骤降引起的体位性低血压或昏倒。此外，服用长效药不会出现时间上的空白疗效，比如有的短效药白天对血压控制得很好，但是到了晚上就不行，久而久之，夜间升高的血压和波动较大的血压同样可致心、脑、肾等靶器官损害。

服用长效药每天只需要服用一次就可以了，要注意的是，一定要减少漏服的发生概率，这样对维持平稳降压的疗效比较好。

3. 合理联合用药

合理联合用药是能减少药物毒副作用和达到最佳降压效果的有效方法。如果一种药物达不到降压的作用时，应该优先考虑加用另一类小剂量药物，而不是增加已使用药物的剂量。最好的办法是选择一种长效制剂和短效制剂联合服用。

专家提示

降压要打持久战。高血压药的副作用最容易发生在启动治疗的 2~4 周，长期治疗后，副作用反而越来越少。如果经常停药，患者就会不断地忍受启动治疗时期的副作用。

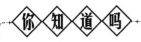

什么是低危轻度高血压？

所谓低危轻度高血压，就是收缩压在 140～159 毫米汞柱或舒张压在 90～99 毫米汞柱，属于 1 级高血压范畴。所谓低危，就是不存在心血管疾病的其他危险因素，不存在心、脑、肾等器官的损害。一段时间里，轻度高血压有三种变化趋势：1/3 患者血压上升，1/3 患者维持原有血压水平，1/3 患者下降至正常水平。从结果来看，有 1/3 患者血压可自然回归正常，他们显然并不需要用药治疗。进行非药物治疗，如吃得淡些，适当减肥，坚持科学的生活方式，少酒，戒烟，大部分低危的轻度高血压可以回归正常血压。

高脂血症的合理治疗

高脂血症也称作高脂蛋白血症（高脂血症）。可以简单将其分为高胆固醇血症、高甘油三酯血症、混合型高脂血症和低高密度脂蛋白胆固醇血症。高脂血症按病因又可分为原发性高脂血症和继发性高脂血症。

如何合理治疗高脂血症呢？一般有以下几种方法：

1. 药物治疗

国际医学界研究证明：长期服用调脂药物不仅可降低血脂，同时也明显减少冠心病、心肌梗死、脑中风的发生率、致残率和病死率。

目前调整血脂的药物很多，主要分为以下三类：①他汀类：以降低胆固醇为主，如阿托伐他汀、辛伐他汀、普伐他汀等；②贝特类：以降低甘油三酯为主，如吉非贝齐、非诺贝特等；③天然药物类：对降低胆固醇和甘油三酯均有效，且可以升高高密度脂蛋白，具有综合调节血脂的功效，副作用小，如能证明疗效的中成药。因为患者血脂增高是一个很缓慢的过程，调节血脂浓度也是个持续作用的过程，因此患者应坚持长期用药，并根据自身的不同情况，选择适合自己的毒副作用小的降脂药物。

2. 合理饮食

要想血脂不再升高，靠药物调节是一个手段，同时还要做到合理饮食，只有双管齐下，才能收到事半功倍的效果。此外，还要尽量避免长期服用使血脂升高的药物。

烟草中的尼古丁、一氧化碳引发和加重动脉粥样硬化的发生和发展。酒的热量高，多喝加重肥胖，平时要注意戒烟限酒。

要培养好的饮食习惯，一定要限制摄入富含脂肪、胆固醇的食物；选用低脂食物如吃植物油；增加饮食里的维生素E、维生素C，它们可以起到降脂的作用；多食高纤维的水果、蔬菜和谷类食物。

3. 积极运动

运动可促进脂肪代谢，消耗能量，使全身的肌肉、骨骼强壮，身体更健康，还能使身体的内分泌系统得到锻炼。高血脂的人一般都有脂肪过剩的现象，肥胖也容易引起动脉粥样硬化。加强体育锻炼，有利于降脂。

4. 定期检查血脂

由于很多人对高血脂的危险认识不足，高血脂本身并没有什么症状，因此，很多人都不知道自己血脂高。为防患于未然，应该定期去检查血脂，尤其是有高血脂家族史和肥胖的人更应该定期去体检。普通人每 2 年检查一次血脂即可；40 岁以上的人至少应每年检查一次血脂；已经有高脂血症的患者，更应该定期复查血脂。

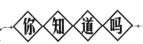 专家提示

真正降血脂的饮食还是少热量、少油、少动物性蛋白质的饮食。所以正确的观念应该是少吃，而不是多吃所谓补品。

你知道吗

正常老年人每日膳食结构

一个鸡蛋，一个香蕉；一碗牛奶（不一定加糖，也可以是酸牛乳和奶粉）；500 克水果及青菜（可选多个品种）；100 克净肉，包括鱼、禽、畜等肉类（以可食部分计算）；50 克豆制品（包括豆腐、腐竹、千张、豆糕以及各种豆类加工制品，例如豆泥、豆沙和煮烂的整豆）；500 克左右的粮食（包括米、面、杂粮、根茎类和砂糖在内）；每天饮用汤，每餐一碗。

降血脂贵在坚持

很多人以为降脂治疗仅需一个疗程，血脂降下来后就可以停药了。事实上，由于动脉粥样硬化是长期形成的慢性病，因而高脂血症需要长期治疗。

治疗高脂血症的关键在于积极降低胆固醇含量，以下方法可降脂，高脂血症患者一定要长期坚持：

1. 合理饮食

贪图餐桌上多油、高热量的美味佳肴，摄入太多油脂的话，高脂血症加重的概率会大很多，所以高脂血症患者一定要控制饮食，养成科学合理饮食的习惯。

2. 坚持治疗

目前在治疗心脑血管病领域方面，既有治疗作用又有预防作用的药仅有三四种，如他汀类药物、阿司匹林、β-受体阻滞剂等。而医生一般也会推荐他汀类药物，这是最有效的降脂药物，可以消退或稳定动脉粥样硬化斑块，使之不破裂。

但人们一般出于经济利益的考虑，也出于对药物副作用的考虑，不愿意长期坚持治疗。实际上，长期坚持吃药可以节约大量治疗心梗和脑卒中的医疗费用，如在心脏血管里放一个支架，至少要几万元，够吃10年的药。

此外，坚持吃药还可减少发生心脑血管疾病所引起的致残、致死概率。

3. 长期服药

有的高脂血症患者在血脂降下来后，就以为没事了，不愿意再继续服药，这样做有很大的危害，停药后病情容易反弹。

总之，治疗高脂血症不能半途而废，要坚持长期治疗，这样才能有较好的治疗效果。

（专家提示）

对血脂正常的中年以上人群，特别伴有肥胖、高血压病、糖尿病等患者，应检测餐后血脂。在国内，一般以餐后6小时甘油三酯仍高于空腹水平，作为餐后高甘油三酯血症的诊断标准。对餐后高血脂，应及早预防，防治结合。重点在防，无病防病，有病防进展。

降压药的类型

目前市场上的降压药有很多，世界卫生组织把以下7大类降压药列为首选药：

1. 利尿降压药

比较常用的是氢氯噻嗪。不良反应如下：大剂量可引起血糖升高，血清胆固醇和甘油三酯升高，血尿酸升高和血清钾降低等，还会使胰岛素敏感性下降。目前趋向用小剂量，每天用药量不超过25毫克。还有吲达帕胺也是长效的，每天早餐后服用一次即可，降压作用可维持24小时。不良反应较氢氯噻嗪少且较轻。

2. β1-受体阻滞剂

这类药品种也很多，如美托洛尔、阿替洛尔等，都是长效药，同时能治疗冠心病。不良反应：使心率减慢。有支气管哮喘或慢性阻塞性肺部疾病的患者不能用。老年人有慢性支气管炎的比较多，因此要慎重使用。心率较慢或有心脏传导阻滞等疾病的患者，用此类药物前最好去做心电图。

3. 钙离子拮抗剂

这类药物对代谢和电解质没有不良影响。它已经有三代品种，其中第一代品种有 3 大类。第一类是维拉帕米，可治室上性心律失常症。不良反应：能使心率减慢，产生心脏传导阻滞，抑制心肌收缩，所以在治疗高血压病中应用较少。第二类是地尔硫卓，对心绞痛疗效较好。不良反应：使心率减慢，抑制心脏收缩，但程度较维拉帕米为轻。第三类是双氢吡啶类，一般人称它们为地平类，最早应用的品种是硝苯地平。硝苯地平降压作用产生快，持续时间短（6～8 小时），一天需服 3～4 次。不良反应：血压波动大，不良反应较多。目前短效硝苯地平已被淘汰。

最近又出了新品种的降压药，如尼群地平、乐卡地平、非洛地平、拉西地平等，这类药物都是长效品种或长效制剂。如氨氯地平就是长效品种，伴有心力衰竭者也可应用，不受影响。

4. 血管紧张素转换酶抑制剂（ACEI）

这类药物品种多，俗称普利类。大多数作用时间持续较长，可每日服用一次。不良反应：咳嗽，特点是干咳、无痰。如果咳嗽较重，不能耐受，需停用此药，停用后咳嗽能逐渐消失。

5. 血管紧张素受体抑制剂（ARB）

如氯沙坦、缬沙坦、替米沙坦、厄贝沙坦等，这类药物降压疗效好，不良反应少，不良反应和禁忌证都与血管紧张素转换酶抑制剂相仿；唯一不同之处是没有咳嗽的不良反应。如果应用血管紧张素转换酶抑制剂后有咳嗽，就可以用血管紧张素Ⅱ受体拮抗剂代替，特别要注意的是妊娠妇女两者均禁用。

6. α1—受体阻滞剂

这类药的主要品种有哌唑嗪、特拉唑嗪、多沙唑嗪和乌拉地尔等。除降压外，这类药物还能改善血脂异常，对老年前列腺增生肥大也有治疗作用。不良反应：可能引起体位性低血压，尤其在第一次使用的时候。因为其对冠心病不利，故不建议广大患者使用。

7. 含中药类的制剂

这是中国特有的，如复方降压片、珍菊降压片、北京一号降压片、山绿茶降压片等。这类药降压作用温和，不会有太大的副作用，价格也便宜。不良反应：对中、重型高血压疗效不理想。

以上都是降压药，但具体应用要听从医生的建议，做到对症用药。这样才能既有好的治疗效果，又可减少副作用。

⬭ 专家提示

各药都有一些优点和缺点，关键是要选要适合自己的药。

降压药的选择原则

目前市场上常用的降压药种类五花八门，有的按作用时间分类，如短效、中效和长效药；有的按剂型分类，有速释、缓释和控释药。

患者及家人应如何选择降压药呢？事实上，一种好的降压药，至少应满足以下条件：较好的疗效，对心血管有保护作用，副作用要小。所以我们选购降压药，可以从以下几方面入手：

1. 选择疗效较好的

有显著的降压效果是选购降压药最基本也是最重要的原则。疗效好的标准是：用药后能稳定且长时间地将血压控制在 140/90 毫米汞柱以下。并不是血压降得越低就越好，尤其老年人。大多数学者都认为应将血压降到患者能够耐受的合适水平为宜。

2. 选择对心血管有保护作用的

高血压病是一种慢性病，用药的时候要注意选择对心血管有保护作用的药物，如钙通道阻滞剂氨氯吡啶、尼群地平、转换酶抑制剂酰托普利、培哚普利、贝那普利等，血管紧张素受体抑制剂中的替米沙坦、尼贝沙坦等，不仅可有效地降压，还能保持良好的器官血流灌注，对机体代谢影响不大，可长期服用，完全可以作为基础降压药使用。

3. 选择副作用小的

多数降压药物会给患者带来不同程度的不良反应，常见的有鼻塞、多毛、直立性低血压、精神抑郁、水钠潴留（水肿）、性功能减退等。

由于高血压病的治疗需要长期甚至终身用药，所以在选用降压药物时，应尽量避免使用不良反应较多、较大的药物。

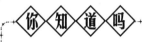

降压药物种类繁多，各自的作用机制不尽相同。针对不同的个体，合理选择药物，不仅可有效地控制血压，还可降低高血压患者的并发症和病死率，因此合理选择药物至关重要。

你知道吗

特殊患者用药有讲究

1. 血液透析者

因高血压病或其他疾病引起的肾衰竭需长期血液透析者，多选用长效降压药物（如硝苯地平控释剂、氨氯地平等），但应注意监测血压的变动，因为肾功能不全可影响药物代谢而易致药物蓄积，进而引起降压过度。同时，在血液透析结束时刻往往血压水平较高，此时可临时加服一种速效类的降压药物（如尼群地平等）以迅速控制血压。

2. 前列腺肥大者

老年男性前列腺肥大者，可选用 α—受体阻滞剂（如特拉唑嗪、阿夫唑嗪等），但需注意体位性低血压的发生。所以此类患者夜间起床时一定要缓慢，坚持慢起、缓行，必要时可让家人搀扶。

3. 鼻饲者

因其他疾病需长期保持鼻饲营养者，应选择长效药物（如替米沙坦、氨氯地平等），而避免选择缓释、控释剂型。因缓释、控释剂型药物作用的关键技术多在药物的外壳，一旦将药物研碎就变成了普通剂型，反而不利于血压的稳定。

4. 夏日血压变动者

高血压患者在常规降压治疗的时候，往往在夏日出现低血压。这些患者不宜选用大量的利尿剂，以免引起电解质紊乱等。

5. 脑动脉硬化者

脑动脉硬化或颈动脉斑块形成者、脑梗死急性期者、肾功能不全者，应缓慢、温和地降压，不可过快过猛，否则将有导致缺血性脑血管病和引起肾衰竭的危险。

急症选药需个体化

高血压病是最常见的心血管疾病，也是最大的流行病之一，常引起心、脑、肾等脏器的并发症，严重危害着人类的健康，患者在有突发情况的时候更要注意用药的选择。由于每位患者的年龄、性别、体重都不同，再加上高血压家族史的差异，所以患者在紧急情况发生时的用药也会不一样，在降压药的选择上应注意个体化。

高血压急症的治疗原则主要是根据不同类型高血压急症不同的发病机制而决定的，主要是要进行有针对性的治疗，体现个体化原则，具体方法如下：

1. 脑缺血

脑缺血应该快速降压以恢复脑血流量，减轻脑缺血，可以选用硝普钠或硝酸甘油静脉滴注，钙离子拮抗剂和血管紧张素转换酶抑制剂口服，谨慎使用 β－受体阻滞剂和甲基多巴。

2. 脑出血

脑出血千万不要快速大幅度降压，只要降低原有血压的 20％就可以了，并且只有在血压超过 28.0/14.7 千帕（210/110 毫米汞柱）时才考虑降压，用药主要使用钙离子拮抗剂和血管紧张素转换酶抑制剂。

3. 蛛网膜下隙出血

蛛网膜下隙出血应该快速降压，防止再次出血，同时注意不能影响患者的意识和脑血流量，最好使用钙离子拮抗剂和血管紧张素转换酶抑制剂。

4. 急性冠状动脉功能不全

此时需在 30 分钟内将血压快速降至正常水平，可以使用硝酸甘油静脉滴注，钙离子拮抗剂和交感神经抑制剂可乐定口服或舌下含服。

5. 急性左心衰竭

出现这样的情况，马上进行降压以减轻左心室负荷，可以选用硝普钠、钙离子拮抗剂和血管紧张素转换酶抑制剂，千万不要使用 β−受体阻滞剂和直接血管扩张剂。

高血压患者尤其是老年高血压患者，经常会有意想不到的突发事件，这时候采取的急救措施一定要及时、得当，要有针对性地进行个体化治疗。

专家提示

每一位患者患病时间的长短，血压控制的程度，以及是否伴有糖尿病、血脂异常、动脉粥样硬化等并发症，都会使心、脑、肾等靶器官受损的程度不一。因而，选药的时候也要注意个体差异。

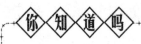

怎么看血压？

正常血压是舒张压 12 千帕（90 毫米汞柱）以下，收缩压 18.7 千帕（140 毫米汞柱）以下。高血压也可以分为三度：轻度高血压，舒张压 12～13.9 千帕（90～104 毫米汞柱）；中度高血压，舒张压 14～15.2 千帕（105～114 毫米汞柱）；重度高血压，舒张压高于 15.4 千帕（115 毫米汞柱）。收缩期高血压，指收缩压大于 21.3 千帕（160 毫米汞柱）；妊娠合并高血压，指舒张压高于 12 千帕（90 毫米汞柱），收缩压高于 18.7 千帕（140 毫米汞柱）。

警惕降压药的不良反应

由于降压药物对人体都有不同的不良反应，因此在服用降压药时，既要考虑降压效果，又要尽量减少不良反应的发生，这就需要我们警惕各种降压药的不良反应。

1. 利尿类药的不良反应

用于降压的如氢氯噻嗪、呋塞米等用药后，可能会出现低钾血症、高尿酸血症、高钙血症、高血糖症和高脂血症等，氢氯噻嗪和呋塞米还会导致阳痿。

螺内酯也叫安体舒通，男性长期使用会引起性功能低下或阳痿，女性长期使用会引起月经不调、闭经，甚至停止排卵。

警惕：肾功能不全者也要慎用利尿类药物。

2. β－受体阻滞药的不良反应

如普萘洛尔、美托洛尔、阿替洛尔等，长期使用将会导致心动过缓、性欲减退或阳痿，还会诱发支气管哮喘、高血糖、高血脂等，如果剂量过大可诱发急性心力衰竭。

警惕：卡维地洛是一种新出的药，也可使男子性功能减退或阳痿。有高脂血症，伴随有糖尿病的患者尽量不要使用某些药物。

3. 钙拮抗药的不良反应

如硝苯地平、非洛地平、氨氯地平等，使用后患者会有面部潮红、头痛、心率增快、踝部水肿等不良反应，尤其以硝苯地平和非洛地平的反应最为明显。

警惕：非洛地平等药物长期服用还可引起齿龈增生，有牙周炎的患者最好不用。患者使用维拉帕米后可引起窦性心动过缓和房室传导阻滞，有心动过缓和房室传导阻滞的患者不宜服用。

4. 血管紧张素转换酶抑制剂的不良反应

如卡托普利、依那普利、培哚普利、西拉普利、贝那普利和福辛普利等，均可引起不同程度的干咳、咽痒，其发生率为 10％～20％。复方卡托普利（开富特，内含卡托普利和氢氯噻嗪）也可引起干咳，偶尔还可见有血管神经性水肿、高血钾、白细胞减少、低血糖等症状。

警惕：严重肾功能减退者最好不要用此类药物，因为这些药物会增加尿素氮。

5. α－受体阻滞剂的不良反应

如哌唑嗪、特拉唑嗪和多沙唑嗪等，均可导致体位性低血压，特别是首次服药时容易发生。

警惕：首次服药时应在入睡前，且药量减半。夜间也不要再起床或者有其他活动。

6. 周围肾上腺素能神经阻滞药的不良反应

如利血平能使多数男子性欲减退，发生阳痿，或者不能射精，并使原有的性功能障碍及性欲低下更加严重。胍乙啶会引起女性患者出现阴道润滑性不足、性欲减退的副作用，女性患者最好不要用胍乙啶。

警惕：有抑郁症病史的高血压患者不宜选用利血平。

7. 血管平滑肌扩张药的不良反应

肼屈嗪每天用量超过 200 毫克时，有些男性会发生性欲减退或阳痿。

警惕：中青年男性不要用肼屈嗪。

专家提示

某些抗高血压药物联用时，不良反应会增加，个别会引起严重后果，要特别重视。如珠菊降压片含噻嗪类利尿剂，不可与吲达帕胺复方降压片、依那普利等利尿剂合用，否则会加重低血钾，甚至导致严重的心律紊乱而致死。

高脂血症防治要注意五大误区

大家都知道高脂血症的防治很重要，但是目前却存在一些误区，主要有以下 5 点：

1. 年轻人不会有高脂血症

据医学界报道，不少7岁以下儿童，其动脉血管壁上已出现因过量胆固醇或甘油三酯沉积而形成的黄色条纹与斑块，这些动脉斑块虽无症状，但是这些儿童成年后患冠心病的概率很大。冠心病是一种慢性疾病，它的起源在少年，植根在青年，发展在中年，发病在老年。而在我国，由于存在着对高脂血症的认识误区，预防不到位，冠心病发病率逐年上升，而发病年龄不断年轻化。要想彻底防治动脉粥样硬化，就要从儿童抓起，从小培养良好的生活方式和饮食习惯，控制体重和防范高脂血症。

2. 只有胖子才会有高脂血症

一般人都认为，只有肥胖的人才和高血脂有关，瘦子是不会有高脂血症的。所以很多人都认为自己那么瘦，不会得高脂血症，其实这是人们的误区。事实上，人们的血脂高低与体形并无必然联系。

高脂血症分为原发性和继发性。原发性高脂血症与环境及遗传有关；继发性高脂血症常继发于其他疾病，如糖尿病、肾病综合征、甲状腺功能低下、慢性阻塞性肝病、胰腺炎、痛风等。所以瘦人也可以出现高脂血症不难理解，临床上也发现瘦人的高脂血症的特点多为低密度脂蛋白胆固醇升高，程度较轻，但是瘦人的高密度脂蛋白胆固醇多低于正常水平，很容易患心脑血管疾病。

3. 不吃肥肉就不会得高脂血症

人们都有这样一个错误的认识，认为只有肥肉才会引发高脂血症，油是膳食脂肪的唯一来源，炒菜少用油就算是限制脂肪了，不吃肥肉只吃瘦肉就不会得高脂血症。

其实很多食物里都有脂肪，只是你看不见而已，它们存在于肉类、蛋类、奶制品、动物内脏、豆制品、花生、瓜子、核桃、杏仁等食物里，即使谷类、蔬菜中也含微量脂肪，同样瘦猪肉中含的饱和脂肪酸比例在肉类里也是最高的。

4. 血脂正常就没病

很多人都认为只要血脂水平都在正常范围，就没有必要服用降脂药。其实，血脂水平在正常范围内并不代表没有病。

降脂治疗的最主要目的是防治心脑血管疾病。研究表明，血浆胆固醇降低 1%，冠心病事件发生的概率就会降低 2%。降脂治疗应根据是否患冠心病或糖尿病等危症，以及有无心血管危险因素，结合血脂水平进行全面评价。

5. 洗血疗法是捷径

很多人都认为血脂高了洗掉了就是降脂最好的捷径。

事实上，洗血是一种血浆净化的治疗方法，可将低密度脂蛋白等有害物质滤出体外，以达到降低血脂的目的，但每次洗血后的疗效只能维持数天。而且只能运用于对降脂药物难以奏效的顽固性高脂血症，如先天性纯合子家族性高胆固醇血症患者，可考虑采用洗血治疗。其实洗血还会清除掉纤维蛋白原、白蛋白及免疫球蛋白等宝贵成分，另外洗血有一定副作用，患者可能面临溶血、感染、败血症、机体抵抗力下降等风险。

这些误区在我们的生活中普遍存在，其实不得高脂血症的关键还是要预防，发现了问题就要去治疗，而不是想当然。

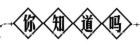
专家提示

看不见的脂肪恰恰是人们最容易过量食入的。例如 20 粒花生米、40 颗瓜子、2 个核桃等都基本上相当于 10 克纯油脂（约 1 勺油）的含脂量。

你知道吗

高脂血症患者治疗膳食举例

早餐：豆浆 200 毫升，蒸饼 50 克，煮熟黄豆 10 克；中餐：标准粉、玉米粉两面馒头 100 克，米稀饭 50 克，瘦猪肉 25 克，炒青椒 100 克，炒豆角 100 克；晚餐：米饭 150 克，小白菜 100 克，熬豆腐 50 克，粉条 10 克，鲤鱼 20 克，土豆丝 100 克。全日烹调用油 12 克。

常用复方降压片的服用方法

目前市场上的复方降压制剂具有价廉、有效、服用时间易掌握等优点，因此适用于广大的患者。但需注意的是，如不掌握正确的服用方法，虽然血压下降，可是药物副作用会给患者带来痛苦。因而，服用复方降压药一定要掌握以下的方法：

1. 坚持长期用药

有了高血压病就要服药，一旦开始服药，就要坚持长期用药，绝对不能擅自停药。擅自停药有两个危害：①血压很快回升并超过服药前水平，这会给患者带来生命危险，严重者会抽搐、昏迷；②血压反复升降几次后，会加重病情。

2. 降压不能太快

有的患者认为血压降得快就是见效快、疗效好，这是错误的认识。服药后血压降得太快太低，会使脑、心、肾的血液减少，容易诱发心绞痛、肾衰竭、脑病、缺血性脑卒中，因此不要一味地追求降压快。

3. 择时服药

有的患者习惯了想起来就服药，没有固定的时间，其实按时辰服药可获得更好的疗效。高血压患者血压一般每天上午 9～11 时，下午 3～6 时最高，午夜最低。研究发现，服药时间可以改在血压自然波动的两个高峰期 0.5～2 小时前用药，这样能有效地控制血压的升高。轻度高血压患者忌睡前服药；中、重度高血压患者入睡前只能服白天服药量的 1/3，而且应在睡前 3～4 小时内服用。

4. 剂量不要过大

有的患者为了追求一时的疗效，服药喜欢多服、重服。高血压病是一种需要长期服药的病，最好是从小剂量开始服药。那样药物副作用减小，患者适应性也会增强。

5. 定期检查血脂浓度

高血压患者尤其要注意所服药物的安全性，在治疗的6周内未见血脂升高，说明所用降压药安全，可继续服用，否则就应选用其他药物，所以要定期检查血脂浓度。

6. 正确选择药物

降压药的品种很多，但不是每种药都适用同一个患者，这是因为每种药物作用的部位各异，副作用、适应证、禁忌证各不相同，因此，用哪种药好，应根据自己的个体情况认真挑选。

7. 谨防低血压

高血压患者一旦发生体位性低血压，可产生颇为不良的影响，有时甚至极其严重。如伴有肾损害的高血压患者，发生体位性低血压时，可诱发急性肾衰竭、少尿、无尿、氮质血症乃至危及生命；心脏可因供血不足而发生心绞痛、心律失常和心力衰竭；脑部缺血，则出现头昏目眩、嗜睡、昏迷，甚至死亡。

专家提示

一旦确定是高血压病就应服药治疗，并且要合理服用，效果才会最佳。

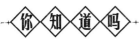

特殊高血压及合并他病时的选药

1. 妊娠合并高血压

当孕妇血压升至 22.7/14.7 千帕（170/110 毫米汞柱）时应降压，但不能服利尿剂。有先兆子痫的孕妇，在妊娠 32 周前，一般采取保守治疗。若血压持续在较高水平，可给甲基多巴每日 0.5～2.0 毫克，还可合用肼屈嗪，每日 50～200 毫克，也可用地平类及拉贝洛尔等降压药。利血平和甲巯丙脯酸可能增加胎儿病死率，应禁用。其他降压药，对孕妇和胎儿有无影响还不十分明了，宜慎用。

2. 老年高血压

用药宜从小剂量起，逐渐加量至有效。首选药为利尿剂和钙拮抗剂；其次血管紧张素转化酶抑制剂或血管紧张素受体抑制剂类副作用少，也可用；β－受体阻滞剂、哌唑嗪、甲基多巴和可乐定，均须慎用。

3. 高血脂合并高血压

本病与冠心病有关，用药以哌唑嗪为宜，但要警惕发生体位性低血压，也可用血管紧张素受体抑制剂类。

4. 糖尿病合并高血压

降压药首选血管紧张素受体抑制剂（ARB）/血

管紧张素转化酶抑制剂（ACEI）类，也可选含甲小量（小剂量甲巯丙脯酸）利尿剂，但应采取小剂量；也可针对具体病情采取哌唑嗪与利尿剂合用、米诺地尔与利尿剂合用、可乐定与甲巯丙脯酸合用，但应注意这些药物的副作用。

5. 年轻男性高血压

这类患者宜采用血管扩张剂或甲巯丙脯酸，少选作用于交感神经系统的降压药与利尿药，以免影响性功能，导致阳痿和不射精。这类患者在性交高潮时血压可升至30.7/17.3千帕（230/130毫米汞柱）。为安全起见，可在性交前1小时，适当服用β—受体阻滞剂，如普萘洛尔10～20毫克，或性交前10分钟含服硝酸甘油0.3～0.6毫克，预防心绞痛发作。

怎样应对老年高脂血症

患有高脂血症的老年人越来越多，高脂血症的治疗是一个长期的耗时耗力的过程，有没有什么更好的办法来应对呢？下面列举出几种应对的方法供老年患者参考：

1. 减少热量摄入

老年人的身体功能反应降低，新陈代谢开始减慢，能量需求量要比成年人低。有高脂血症的老年人更应严格控制能量的摄入，每人每天的能量摄入要控制在29千卡/千克体重之内，包括主食在内每天不宜超过 300 克。

适合老年人吃的食物有：馒头、米饭、面包、豆腐、豆浆、牛奶、瘦肉、鱼类以及各种蔬菜、水果。这些食物的热量都比较低，又能起到均衡营养的作用。

2. 降低胆固醇是关键

胆固醇是高血脂形成的最大元凶，因此，老年人要严格控制动物脂肪或胆固醇的摄入，食油最好以富含不饱和脂肪酸的植物油为主，如豆油、花生油、玉米油，蛋类每天不超过 1 个，或两三天 1 个鸡蛋。不要吃肥肉，因为肥肉的胆固醇含量比较高。

3. 多吃高纤维食物

老年人尤其是高脂血症患者要多吃高纤维的食物，因为食物纤维可与胆汁酸相结合，增加胆盐在粪便中的排泄，降低血清胆固醇浓度。有的人习惯了吃精细的食物，他们对高纤维的食物有误解，认为高纤维的食物营养没有精细食物的营养丰富。其实高纤维食物一样含有人体必须的各种元素，常见的高纤维食物有粗粮、杂粮、干豆类、蔬菜、水果等。每人每天摄入的食物纤维量以 35～45 克为宜。

4. 戒烟戒酒

高脂血症患者一般都认为烟酒只对肺和肝有影响，对血脂没有影响，但科学研究表明，长期吸烟或酗酒均可干扰血脂代谢，使胆固醇和甘油三酯上升，所以老年人最好是戒烟戒酒。可以选择喝茶，因为茶叶有降低血脂、促进脂肪代谢的作用，其中以绿茶降血脂效果最好。

5. 有规律的生活

高脂血症老年患者应注意，生活方式要有规律性。不要熬夜、暴饮暴食、过度劳累，可以适当参加体育活动和文娱活动，保持良好心态。焦虑或抑郁等不良心理和精神因素对脂质代谢也会产生不良影响。

专家提示

随着人们生活水平的提高，餐桌上的营养也越来越丰富，老年人患高脂血症的也越来越多。绝对不能对这种病等闲视之，一旦发现了就要及时治疗，因为它是危害老年人健康的最大隐患。

第 4 章

避免高血压、高血脂，从生活中做起

　　高血压、高血脂疾病的形成有两方面因素：一方面是遗传因素，另一方面是环境因素。由此看来，每个人都是高血压、高血脂的"候选人"。反过来，每个人也都可以主动截断那些导致高血压、高血脂的危险因子。这些做法并不昂贵，也不难实现，只要你愿意养成良好的生活习惯，就可以预防、缓解这些疾病。

健康测试

你有哪些少为人知的不健康生活习惯

少为人知的不健康生活习惯主要有以下几条：

（1）你在卧室里养花草吗？

（2）你长时间在浴霸下面洗澡吗？

（3）你热水沐浴时间过长吗？

（4）你总是高温烧油急火炒菜吗？

（5）你冲马桶时总是不盖马桶盖吗？

（6）你起床后先急着叠好被子吗？

（7）你很少给家里的电话机消毒吗？

（8）饭刚下肚你就上床睡觉吗？

（9）坐位时你喜欢跷二郎腿吗？

（10）你总是强忍小便吗？

测试答案

如果以上问题，你全部回答"是"，你的生活习惯就需要快点改变了；如果有 5 个以上问题回答"不是"，那也应该纠正自己其他的不良生活习惯，培养良好的生活习惯。

生活环境要安静

高血压、高脂血症患者需要有安静的生活和居住环境，尤其是心脑血管疾病患者要尽量防躲噪声。

噪声是引起人紧张和导致死亡的重要原因。据科学家研究，噪声的刺激会使人出现脉搏和心率改变、血压升高、心律不齐、心脏传导阻滞等，可能会引发高血压急症和心脏病发作等意外。据欧洲的一项调查显示，在欧洲因心脏病或中风死亡的人中，3％是交通噪声所致，超过 50 分贝的噪声就足以引起心脏病。嘈杂餐馆的噪声水平在 55 分贝上下，交通繁忙的路口噪声可达 75 分贝。可见，高血压、高脂血症患者必须有一个良好的生活环境。那么，如何为高血压、高脂血症患者打造一个良好的生活环境呢？

首先要防止噪声刺激，特别是住在马路边的人，家中应采取一些防噪措施，家里的装修应该注重防止噪声干扰。如可以选用厚的棉麻质地窗帘，因为它的吸音效果很好。沙发也可以选择布艺的，可以起到一定的降噪作用。家庭经济条件较好的，还可以安装塑钢平开密封窗、中空双层玻璃窗，墙壁、吊顶也最好选用隔音材料。高血压、高脂血症患者的卧室布局最重要，因为卧室布局不好，很多患者的睡眠都会受到干扰。

一般来说，高血压、高脂血症患者卧室家具的布置大多取决于房间门与窗的位置，通常以站在门外，不能直视到床上的陈设为佳，而窗户与床体成平行方向较适合。贮藏柜、小圆桌椅大多布置在床体侧向，视听展示柜则大多陈列在床的迎立面，以便于观看。梳妆台的摆放没有固定模式，可与床头柜并行放设，也可与床体呈平行方向布置。

卧室里一般的家具有寝具、化妆家具、贮藏柜子之类及桌椅沙发等。其中寝具包括床和床头柜两部分,床头柜可放置照明器具、时钟、电话机、杯子及睡前读物,此外一些零碎小件也可放于床头柜中,方便取拿。化妆家具则包括梳妆台、镜子及椅子三部分。贮藏家具可收储包括床单、枕巾、被子等宿具及衣物、皮包等。卧室空间面积较大,还可设专用的贮藏室,将衣物、被褥等物品单独存放。桌椅可以供主人听音乐、聊天或小酌使用,给生活带来便利。

总之,卧室布置要体现整洁的感觉,让人感觉流畅,不可过于繁杂。

专家提示

高血压和心脑血管病患者对噪声应采取能躲就躲的态度,少去声音嘈杂的餐馆吃饭,在上下班高峰时期少在街道附近活动,家里或邻居装修时不妨出去遛遛弯,躲过强噪声时段。

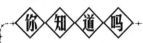

什么是噪声?

声音是物质的振动以波的形式在弹性介质(气体、固体、液体)中进行传播的一种物理现象,这种波通常称为声波。声波的频率等于造成该声波的物体振动的频率，其单位为赫。一般人耳能感觉到的声波频率范围是 20～20000 赫，低于这个频率的为次声，高于这个频率的为超声。

　　一般认为凡是不需要的，使人厌烦并对人类生活和生产有妨碍的声音都是噪声。它不单独取决于声音的物理性质，还和人类的生活状态有关。例如在听音乐的时候除演员和乐队以外的声音都是噪声；而在睡眠的时候优美的音乐也会变成噪声。

高血压、高脂血症患者宜遵守的生物钟

　　良好的生活方式对于任何一个人都是很重要的，因为人体内的生物钟总是坚持每天 24 小时的规律的作息时间表。如果把一个人放到每天作息时间不定的环境中，生物钟很难自动调节，他就会因为失眠等问题而无精打采，影响工作效率。人不遵守生物钟，一两天内就可能感到累，时间长了就会生病。所以高血压患者应该按照自己的生物钟来安排作息时间，按时进食、活动、学习和工作。

　　1. 保持好的作息规律

　　高血压、高脂血症患者因为病情的干扰，往往得不到好的休息和睡眠，有的患者就干脆把生活作息规律全打乱了，这样对患者的害处是极其大的，所以患者要保证每天有充足

的睡眠。一般来说 7~8 小时即可，老年人可适当减少。最好不要白天长时间睡觉，否则到了晚上就会精神抖擞，严重影响体内新陈代谢规律。也不要睡懒觉，早睡早起是最值得提倡的生活作息规律。

2. 养成好的生活习惯

高血压、高脂血症患者养成良好的生活习惯很重要，千万不要在麻将桌前废寝忘食、通宵达旦，这样是绝对不可取的。因为长时间活动会导致患者体力和精神透支。

高血压和高脂血症患者最好不要看惊险的或悲剧性的电视片，那样容易引发消极情绪。尤其不要看激烈的体育竞赛，如足球赛、篮球赛等，观看足球赛后发生脑卒中和心肌梗死的事件并不少见，高血压患者应引以为戒。

3. 保持好的休息

高血压、高脂血症患者要注意平时的休息，以便补充体力，中午最好有午睡时间，以减少脑出血发生的概率。有的高血压、高脂血症患者在工作中担当着很重要的职位，有的患者学习压力很大，所以患者在工作和学习中一定要注意劳逸结合，减少紧张情绪，保持心情愉快。患者还可以在工作和学习之余，坚持适量的运动，如参加跑步、球类、游泳、太极拳等运动项目。

4. 保持良好的睡眠

睡眠不好会直接影响到血压的控制，造成血压波动不稳，通常人的血压呈现白天高、夜间低的"勺形"变化规律，这样人在夜间睡眠时身体的各个器官也可以得到很好的休息。如果晚上睡眠不好，夜间的血压会因为交感神经不能得到较好休息，甚至因为失眠引发焦虑而造成血压上升，容易形成"非勺形"血压变化规律，这种情况对心、脑、肾等靶器官的损害非常大。

高血压患者一定要有良好的睡眠，平时应尽量避免熬夜，尤其是血压控制不稳定的患者以及老年高血压患者，更应避免熬夜引发的心脑血管等严重意外状况。

专家提示

有些高血压、高脂血症患者喜欢随心所欲，不喜欢有规律的生活，这样对病情是有害无益的。

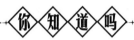

什么叫生物钟？

生物钟也叫生物节律、生物韵律，指的是生物体随时间所作的周期变化，包括生理、行为及形态结构等现象。生命科学家发现，生物钟是多种多样的。就人体而言，已发现 100 多种，生物钟对人健康的影响是非常巨大的。整个人类都是以一昼夜为周期进行作息，人体的生理指标如体温、血压、脉搏，人的体力、情绪、智力和妇女的月经周期，体内的信号如脑电波、心电波、经络电位、体电磁场的变化等，都随着昼夜变化作周期性变化，这一系列的现象与人的健康关系重大。科学证明，生物钟紊乱的时候，人类甚至所有生命都容易生病、衰老或死亡。有些人的生物钟几十年都是相对稳定的，他的健康状况就是良好的；而生物钟一旦被打破，较长时间处于紊乱状态，就会产生各种各样的不适或疾病，有的甚至危及生命。人类要及早认识生物钟，掌握生物钟，顺应生物钟，这对维护和增进人们的身心健康是非常有益的。

高血压、高脂血症患者睡眠三大注意事项

高血压病十分常见，最严重的病情莫过于随着血压升高，并发心脑血管疾病，这种情况的发病经常出现在夜间。所以高血压患者如何安排好自己的休息与睡眠，就显得非常重要。平时，高血压、高脂血症患者在睡眠时要注意做到如下几点：

1. 要注意睡眠寝具的使用

高血压、高脂血症患者睡觉的时候，千万不可用太高的枕头，因为血脂过高的人，其血液流动速度比正常人慢，在睡眠时更慢。如果再把头颈垫高，那么血液流向头部将减慢而且减少，这就容易发生缺血性脑卒中（脑梗死）。

睡觉的时候也不能盖太过厚重的被子，老年人在冬季不

要加盖厚重棉被。盖上厚重的棉被，不仅影响呼吸，而且会使全身血液运行受阻，容易导致脑血流障碍和缺氧，使脑静脉压和脑压增高。有条件的家庭，最好是选用鹅毛被、蚕丝被给患者使用。

2. 睡前不要吃得过饱

高血压、高脂血症患者在进食晚饭的时候，不要吃得太饱，因为进食后胃肠蠕动增强，血液流向胃肠部，从而流向头部、心脏的血液减少，这样会增大脑梗死、冠心病的诱发危险。所以晚餐最好是吃清淡的、容易消化的食物，也可以在晚餐中配些汤类，不要怕夜间多尿而不敢饮水或进粥食。要知道，进水量不足，会使夜间血液黏稠，促使血栓形成。

有些中年高血压患者，对晚餐并不讲究，有时还毫无顾忌地大吃大喝，这样导致胃肠功能负担加重，影响睡眠，不利于血压下降。

3. 睡前活动要有节制

高血压、高脂血症患者的睡前娱乐活动要有所节制。如下棋、打麻将、打扑克等要限制时间，一般以 1～2 小时为宜，要学习控制情绪，坚持以娱乐健身为目的，不可计较输赢，不可过于认真或激动，否则会导致血压升高。看电视也应控制好时间，不宜长时间坐在电视屏幕前，也不要看内容过于刺激的节目，否则会影响睡眠。

以上三点都是高血压、高脂血症患者在睡眠方面需要注意的事项，如果患者能在按时服用降压降脂药的同时，再坚持做到上述几点，疾病的疗效会得到提高，血脂、血压水平会保持更平稳，从而减少发生心脑血管疾病的概率。

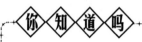

高血压、高脂血症患者睡前不要服用大量安眠药及强效的降压药，因为这些药均在不同程度上减慢睡眠时的血流，使血液黏稠度相对增加，导致脑卒中发生。

你知道吗

高血压、高脂血症患者应防足部病变

与糖尿病引起的下肢动脉并发症相比，人们对高血压、高血脂引起的下肢动脉疾病了解得很少，但这些腿部血管疾病跟心脑血管病一样可怕，必须引起人们的足够重视。与糖尿病一样，高血压病与高脂血症如果长期没有得到较好的治疗，也会出现大血管的并发症，主要是提前出现的或加速发展的动脉粥样硬化。动脉粥样硬化不只是发生在冠状动脉，它可以发生在全身的任何动脉，发生在下肢动脉的并不少见。如果下肢动脉狭窄或闭塞，就会出现腿发凉、怕冷、麻木、乏力、走不了远路甚至疼痛等症状，严重的会导致足部溃疡或足趾坏疽。

一般下肢动脉狭窄到50%以上才有明显动脉硬化症状，从轻度狭窄到堵塞50%需要10～20年时间，在这段时间里，患者没有症状或症状较轻，一旦出现了明显的间歇性跛行，即行走很短距离后出现腿酸疼痛，需要坐下来休息一会儿后再继续行走，这说明在活动情况下腿部已经明显供血不足。

因此，高血压、高脂血症患者既要重视心脑血管并发症的出现，也要重视下肢血管的病变。如感到腿凉、乏力、走不了远路，患者应该及时到设有周围血管科或血管外科的医院就诊，进行下肢动脉彩超、下肢动脉节段性测压等检查，早发现，早诊断，并及时采取治疗措施，避免出现更严重的下肢血管病。

高血压、高脂血症患者便秘时的注意事项

对高血压、高脂血症患者而言，便秘是件很严重的事情，因为便秘会造成脑卒中。一般人在用力排便时，会使血压上升，有时上升值会相当高。高血压、高脂血症患者一定不要过分地用力排便，可以使用泻药，最好是在日常生活中多加注意以解除便秘之苦。

1. 限制高热量饮食

控制饮食中过多热量、脂肪及蛋白质的摄入；少吃热量过高的肥腻食物，如肥肉、鸭、油炸食品，动物内脏最好不要吃，其他高胆固醇类食物如松花蛋黄、猪脑、肥肠等也要少吃；可乐等高热量的饮料最好不要喝。

2. 适当运动

平时也可以做点合适的运动，如散步、做操。可以做些力所能及的体力劳动，如拖地、打扫卫生。不宜饱餐后在沙发上长时间看电视，多食少动的后果只能是出现血压升高或使原有症状加重。

3. 养成好的饮食习惯

可以在平时多喝开水，使肠腔内保持足够的使大便软化的水分，从而达到治疗大便干燥的目的。要多吃含纤维素丰富的茎、叶粗纤维蔬菜，如芹菜、白菜、萝卜等。这些食物含维生素C，维生素C能补充人体养分，同时也可预防高血压病、高脂血症。这些食物的残渣又能刺激肠壁，促使肠蠕动加快，使粪便易于排出体外。还可以吃点洋葱、黄豆等，这些食物可以产生气体，刺激肠道蠕动。

此外，蜂蜜、决明子也有润肠通便的作用。一般说来，辣椒、浓茶、酒类等刺激性食品不利于大便的通下，不宜食用。

4. 控制体重

一般来说体重过重，身体机体负担也更重。高血压、高脂血症患者的机体负担本来就重，只有适当控制体重，才会给身体各器官减轻负担。

专家提示

便秘看起来是小事，但如果高血压、高脂血症患者不引起足够的重视，就会在不知不觉中给自身带来极大的隐患。

平时注意通便，是关键中的关键。

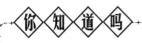

便秘食疗法

● 白术粥：用白术 40 克水煎取汁，加大米 60 克煮为稀粥，早晚服食。可健运脾胃、导滞通便，对脾胃虚弱、运化无力引起的老人便秘疗效甚佳。

● 柏子仁粥：柏子仁 15 克，大米 50 克，蜂蜜适量。先将柏子仁去净皮壳杂质，稍捣烂，同大米煮粥，待熟时调入蜂蜜，再煮沸即成，每日 2 剂，连续 3～5 天。可润肠通便、养心安神，适用于长期便秘、心悸、健忘、多梦等。

● 决明子粥：炒决明子 10 克，大米 100 克，冰糖少许。先将决明子放锅内炒至微有香气，取出，待冷后水煎取汁，加大米煮为稀粥，待熟时调入冰糖，再煮沸即成，每日 1 剂，连续 5～7 天。可清肝、明目、通便，适用于目赤肿痛、怕光流泪、头痛头晕，以及高血压病、高脂血症、肝炎、习惯性便秘等。

● 何首乌粥：何首乌 15 克，大米 50 克，白砂糖适量。将何首乌水煎取汁，加大米煮为稀粥，待熟时调入白砂糖，再煮沸即成，每日 1 剂，连续 5 天。可补气血、养肝肾，适用于肝肾亏损、须发早白、头晕耳鸣、腰膝酸软、大便干结以及高血压病、高脂血症等。

● 参芪粥：党参、黄芪各 10 克，大米 50 克，白砂糖适量。将党参、黄芪切片，水煎取汁，加大米煮为稀粥，每日 1 剂，连续 3～5 天。可补中益气，适用于老年人气虚便秘，以及头晕目眩、心悸气短、面色苍白等。

高血压、高脂血症患者洗澡六不要

洗热水澡既可以清洁皮肤，又能够促进血液循环，加速机体的新陈代谢，有解除疲劳之功效。但是，据报道，每年有 10%～20% 的高血压老年患者在洗澡时发生脑血管意外。其实意外的发生，问题并不在于洗澡本身，而是由于洗澡的方法不当。因此，高血压老年患者冬天洗澡应该注意以下六不要：

1. 空腹或者饭后洗澡

在洗澡过程中身体会消耗很多热量，老年人糖原储存量本来就比较少，如果空腹洗澡容易因血糖过低而发生低血糖性休克。但是也不能饭后立即洗澡，如果饭后立即洗澡，会因气温的升高，热量的刺激，使皮肤血管扩张，胃肠道中的血液相对减少，从而妨碍食物的消化和吸收。最好的办法是在餐后 1 小时洗澡。

2. 水温过高

冬天，许多人喜欢用很烫的水洗澡，以为这样可以避免着凉。对于高血压、高脂血症患者来说，这是大忌，就是正常人一下子进入热水中，血压也会在短时间内升高，由于全身皮肤和皮下血管扩张，血压又会逐渐下降甚至降到低于洗澡前的水平。此时大量的血液滞留在外周血管，大脑和心脏等重要器官的血液供应就少了。血液分布改变会引起血压大幅度升降，高血压、高脂血症患者容易因为血压上升过快，发生脑血管意外。一般来说，洗澡水温与人体体温相近最好。

3. 入浴和出浴温差过大

如果入浴和出浴的温差过大，在出浴后由于寒冷，会引起血管收缩，导致血压升高，增加高血压患者发生意外的概率，所以出浴场所的温度和浴室里的温度应保持一致。

4. 在水中久泡

如果在水中久泡，皮肤毛细血管扩张，容易引起大脑暂时性缺血，严重时可晕倒。患有高血压病、动脉硬化的老年人，在热水中久泡，有诱发脑卒中的危险。泡澡时间最好控制在半小时以内。

5. 皮肤刺激

老年人适宜用含脂肪较多的羊毛脂皂或香皂，因为老年人皮脂腺分泌减少，滋润能力较差，如果使用碱性化学物质容易刺激皮肤，引起瘙痒和炎症。皮肤还会因为缺乏油脂而变得粗糙、干燥、皮屑增多，甚至发生皮肤裂纹或损伤。也不要在洗澡过程中用力搓擦皮肤，拼命搓擦皮肤会造成表皮细胞损伤，甚至出血，使皮肤这一人体自然屏障受损，细菌或病毒就会乘虚而入。

6. 没有安全措施

高血压老年患者冬天洗澡时，不要锁死浴室的门，洗澡时最好家里有人，一旦出现情况能及时请求帮助。浴室地板也不要太滑，以免摔倒引起外伤，最好采取坐位洗澡以防摔倒。

总之，高血压、高脂血症患者在洗澡的过程中要本着安全的原则，多加注意。

专家提示

高血压、高脂血症患者在洗澡过程中要注意的事项很多，只要掌握了基本的安全守则，洗澡其实可以既安全又享受。

这些动作很危险

对于健康人来说很正常的一些动作，对于高血压、高脂血症患者来说，却是很危险的，如以下这些动作：

1. 饭后立即洗热水澡

很多患者不知道这样做有危险，有的患者甚至习惯了饱餐之后马上去冲个热水澡，以为这样可以清洁身体，又能消除疲劳。其实这样做是很危险的，因为饱餐后本来就容易引起心脑血管缺血，在洗澡时，皮肤血管扩张，血流旺盛，这样很容易导致心肌梗死或脑梗死。一般高血压患者洗澡可安排在进餐前后 1 小时左右。

2. 长时间紧张

有的高血压、高脂血症患者喜欢长时间搓麻将、看惊险的或悲剧性的电视片或体育竞赛，生活中因为打麻将或观看体育竞赛发生脑卒中和心肌梗死的事件并不少见。这是因为长时间的紧张情绪或者激动情绪会造成血压升高，所以高血压、高脂血症患者最好避免长时间地搓麻将，也不要看惊险电影、电视节目和比赛。

3. 对腹泻报掉以轻心

高血压、高脂血症患者有较轻的腹泻症状时，可以在家喝一些糖盐水，发生较严重的腹泻时应该去医院输液。腹泻须得到及时的治疗，如果不及时医治，易形成血栓阻塞血管，危及患者生命。

4. 与他人发生激烈争吵

高血压、高脂血症患者心态一定要平和，如果情绪容易激动，就要学会控制自己。患者最好不要和他人吵架或激烈争论，这时很容易发生脑血管意外。所以对高血压、高脂血症患者来说，不要有极度悲伤、气愤的情绪，要做到心胸开阔、心境平和。

5. 长时间在低温环境下

很多患者都不知道这样做是很危险的，尤其在严冬季节。患者要是冬季长时间用手洗衣物或蔬菜，特别是在室外用冷水洗，就会引发危险。高血压患者双手浸于 4℃冷水中 5～10 分钟，血压可明显升高，因此，寒冷季节高血压患者应注意保暖，以免血压急剧升高发生意外。

6. 便秘时屏气

高血压、高脂血症患者极容易发生便秘现象。很多患者在便秘时，习惯用力屏气，这样做很危险。因为可使血压在很短的时间内迅速升高，心率明显加快，心脑血管的负担急剧增加，可导致心脑血管意外的发生。因此，便秘的高血压患者最好是在医生指导下用一些缓泻剂，或用外用药开塞露也可以。

7. 猛下蹲

高血压患者在拣拾地上的东西或系鞋带时，最好不要下蹲或弯腰以免头部朝下，因为这样会使脑部血流量急剧增加，引起头昏、头胀、站立不稳等，尤其是动作过快、过猛时，很容易发生脑血管意外。因此，高血压患者应该尽量避免下蹲或弯腰，有条件的话可以请人帮忙；如果非做不可，动作要尽量缓慢。

上面说的 7 个危险事项只是所有危险中的一小部分而已，关键还是患者在日常生活中要有足够的保护意识。

专家提示

平时患者的家属和身边的人，也应该有意识地提醒患者，最好不要让患者去做这些危险的事情。

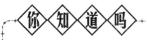

高血压患者切勿猛回头

高血压患者猛回头时，颈椎动脉会因颈部猛转动而受压变细，如果颈椎动脉原来存有病变，则会更加狭窄，颈部交感神经因受到刺激会导致脑血管痉挛。这些情况都会使脑部的供血量减少，以及脑血管的血流速度变慢，轻者可发生暂时性脑缺血，出现头晕、恶心、呕吐、眼花、耳鸣、四肢轻瘫等症状；重者则可形成颈椎动脉血栓，血栓形成一侧活动失调，面部温痛感消失，甚至还可能因此而出现偏瘫。所以高血压患者猛回头比普通人更具有危险性。

高血压、高脂血症患者生活忌讳

高血压、高脂血症患者在平时生活中有很多需要注意的事项，下面就是他们需要忌讳的事项：

1. 过度饱餐

尤其是老年患者绝对不能饱餐过度。老年人胃肠消化功能减退，若过度饱餐，很容易造成消化不良，发生急性胃肠炎、急性胰腺炎等。吃得过饱，就会使膈肌位置上移，影响心肺的正常活动。消化食物需要大量血液集中到胃肠道，心脑供血相对减少，高血压患者血管本来就比较脆弱，这样很容易诱发脑卒中。

2. 接受辐射

高血压、高脂血症患者不可以接受辐射，因为辐射可致血压升高，平时最好远离有辐射源的地方。最好不要看电视过久，一是电视机有电磁辐射；二是电视情节紧张的话，会让患者情绪激动，易诱发脑血管意外。

3. 过度兴奋

高血压患者要经常保持稳定的情绪，避免过度兴奋、紧张，居住环境也不宜热闹过度。最好不要去参加竞争性很强的娱乐活动，否则会因为情绪波动，交感神经兴奋，而引起全身血管收缩，心跳加快，血压升高，甚至可能引起脑出血。

4. 不规律的生活

在喜庆的节日时，一般会有很多亲友来访，可是高血压患者却不宜频繁和长时间接待客人。因为这样，会打破患者原有的生活规律，这是很危险的。美国学者研究发现患高血压病的人，说话 30 分钟，90% 血压会升高。因此，在节日期间，患者可以要家属代为待客，自己注意多休息。

5. 突然停药

高血压患者服用降压药一段时间，如果突然停药，有可能出现降压停药综合征，表现为患者血压大幅度反跳升高，出现头晕、恶心、失眠、出汗等症状，甚至发生脑血管意外等病变。

6. 饭后立即运动

高血压、高脂血症患者最忌饭后运动。因为饭后脑部的血流相应减少，如立即运动，心脑脏器的血液供应量相对减少，会增加老年人脑血管疾病发生的概率，使冠心病患者发生心绞痛，甚至心肌梗死。高血压患者还会加重头昏、头痛等症状。

专家提示

在很多时候，人们不是不知道要忌讳些什么，而是懒得去执行。高血压、高脂血症患者一定要克服这个心理弱点，有意识地不去犯这些忌讳。

高血压、高脂血症患者应注意气候变化

一年四季变化，气候随着变化，温度也随着变化，高血压、高脂血症患者尤其要注意根据气候变化来调节生活起居。

高血压、高脂血症患者一年四季要注意的措施大概可以总结为以下几点：

1. 平衡膳食

饮食清淡、少脂少盐是防控高血压、高血脂的重要一环。在这一原则的指导之下，高血压患者要少吃酸性食品，多吃能补益脾胃的食物，如瘦肉、禽蛋、大枣、水果、干果等。多吃韭菜、菠菜、荠菜和葱等新鲜蔬菜，能有效降低胆固醇，减少胆固醇在血管壁上的沉积，利于血压的调控。还应多吃甘温食物，如花生、玉米、豆浆等。总之，要食不厌

杂，主副、粗细、荤素合理搭配，做到膳食平衡。

2. 适当锻炼

适当锻炼有利于人体吐故纳新，特别是高血压、高脂血症患者，坚持户外锻炼，可增强人体免疫力，不易得病；可改善机体代谢，改善血液循环，消除疲劳、抑郁，调节心理；晒太阳可增加维生素 D，有利于钙的吸收，可防骨质疏松；吸入新鲜空气，可改善心脑的氧气供应，增强大脑对心脏血管收缩舒张功能的调节，防止冠心病和脑卒中的发生，但需要注意锻炼一定要有度、有序、有节。

3. 补充水分

许多营养物质要溶于水才能被吸收，许多代谢产物也要通过水，才能经肠道和肾脏排出体外。如果缺乏水分，会使血液黏稠，血管阻力增加，心脏负担加重，血压升高，导致心肌梗死和脑梗死的发生。故高血压、高脂血症患者每天饮食中要补充不少于 2500 毫升的水分，以防心脑血管疾病的发生和发展。

4. 饮食不可贪凉

尤其是在炎热的夏季，很多患者喜欢进食冰凉的食物，其实这是不可取的。因为大量进食凉的食物，一方面会引起胃部血管的收缩，造成腹痛、腹泻；另一方面全身的小血管也会反射性收缩，引起血压升高、冠状动脉痉挛，造成危险。

5. 日常起居作息应规律

正常情况下，一天中人的血压是波动变化的，通常早上和傍晚血压较高，中午稍低，夜间睡眠时最低。保持血压的这种昼夜规律，有助于心脑血管的保护。

6. 养成好的生活习惯

吸烟、紧张、季节气温变化都可引起血清浓度变化，也容易引起血压变化，所以患者要养成好的生活习惯，最好不要抽烟、喝酒。

高血压、高脂血症患者只要平时有比较强的保健意识，不管气候怎么变化，都不怕。

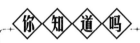

无论是高血压、高脂血症患者还是其他人都应关注天气变化，注意保暖，及时添加衣物，注意饮食，对身体健康可以起到保护作用。

你 知 道 吗

高血压患者寒冬注意事项

（1）醒来时不要立刻离开被褥，应在被褥中活动身体，并请家人将室内变暖和。

（2）洗脸、刷牙要用温水。

（3）如厕时应穿着暖和。

（4）外出时戴手套、帽子、围巾，穿大衣等，注意保暖。

（5）等汽车时可做原地踏步等小动作。

（6）在有暖气的地方可少穿些，离开时再加衣服。

(7) 用干布拭擦皮肤以防寒。

(8) 沐浴前先让浴室充满热气，等浴室温度上升后再入浴。

(9) 夜间如厕，为避免受寒可在卧室内安置便器。

(10) 饮酒避免吃盐分过多的小菜。

高血压、高脂血症患者外出旅游 10 大纪律

这些年，热爱旅游的人越来越多，这其中不乏患有高血压病、高脂血症等慢性疾病的中老年人。这些患者外出旅游，有什么要特别注意的呢？

下面的 10 点就是高血压、高脂血症患者必知的事宜：

1. 了解自己的身体

首先要了解自己的身体状况，是否能承受旅途的艰辛。特别是患有慢性高血压病且上了年纪的老年人，出游前最好向医生咨询一下，像刚出院、心肌梗死发作后不到半年、血压不稳定的患者，最好在家休息，不要外出。

2. 了解目的地的情况

患者出去旅游前最好了解一下目的地的天气情况、饮食习惯以及行程安排，针对当地的情况准备行囊。因为气候的

突然变化会引起血压波动，导致高血压病的并发症，尤其是脑出血、缺血性脑卒中及心肌梗死等并发概率会增大。而且南北温差也比较大，了解气候才能携带合适的衣物。

3. 带药上路

慢性高血压患者必须带药上路，并在旅途中按医嘱定时服药。如果有条件，在旅游期间也要每日或隔日测量血压一次。高血压患者在疲劳后血压往往会上升，平时的用药量可能就不够了，最好做适当调整。在旅游过程中，一旦感觉不适，如头晕、头痛等，应立即停止运动，就地坐下，防止跌倒或发生意外，并根据情况及时拨打医疗急救电话。

4. 行程不要太紧凑

高血压、高脂血症患者在旅游日程和路线的安排上，应该从容不迫，量力而行，千万不要匆忙、窘迫和过分劳累。

5. 就近原则

选择旅游地点的时候以就近为好，最好不要登高山和去高原地区，避免去远离医疗机构和交通不便之处。

6. 病情稳定的时候出行

高血压、高脂血症患者远行前，可以到医院进行一次比较全面的体检，有无慢性并发症。如果病情很稳定，做好相关准备后，就可以高高兴兴地外出旅行了。

7. 注意饮食和营养

外出旅游途中应该注意保暖，还要注意饮食卫生和合理营养，避免暴饮暴食或一餐过饱，禁饮烈性酒和大量抽烟。可以饮茶，但是不要过量，以免兴奋过度，影响睡眠。

8. 带上易消化的食物

旅途中体力消耗大，饮食也可能有不方便的地方，患者可以随身携带糖果或其他易于消化吸收的食物，如饼干、面包、果汁等，以防意外情况发生。

9. 鞋子要合适

旅行要走很多路，如果鞋子不合适，会给脚带来很大的负担。因此，不管是患者还是健康人，在旅行中都应穿合脚、舒适、便于步行的鞋子，还要每天晚上检查脚部有无水疱和破溃。

10. 有人陪同

如果是老年患者，最好有亲人随行。可以随时照顾患者，遇到意外情况的时候，也有人采取急救措施。

只要注意了以上 10 点，做好所有准备，高血压、高脂血症患者就可以踏上愉快的旅程了，当然旅游途中最好注意劳逸结合，活动量要适度。

专家提示

出去旅游避免处于疲劳、紧张、激动状态，否则将会使病情"雪上加霜"，造成灾难性的后果。另外，不少高血压患者平时毫无症状，不服降压药又不去看病，常常会在气候变化的时节突然发病。因此，出去旅游一定要关注天气变化。

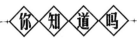

六类疾病患者不宜去西藏游玩

（1）各种器质性心脏病，显著心律失常或静息心率大于 100 次/分，高血压二期以上，各种血液病，脑血管疾病。

（2）慢性呼吸系统疾病，中度以上阻塞性肺疾病，如支气管哮喘、支气管扩张、肺气肿、活动性肺结核和尘肺病。

（3）糖尿病未获控制，癔病、癫病、精神分裂症。

（4）现患重症感冒、上呼吸道感染，体温在 38℃以上者；或体温在 38℃以下，但全身及呼吸道症状明显者，在病愈以前，应暂缓进入高原。

（5）曾确诊患过高原肺水肿、高原脑水肿、血压增高明显的高原高血压症，高原心脏病及高原红细胞增多症者。

（6）高危孕妇。

高血压病和高脂血症并存时怎么办

高血压病的发生和发展与高脂血症密切相关。大量研究资料表明，许多高血压患者伴有脂质代谢紊乱，血中胆固醇和甘油三酯的含量较正常人显著增高，而高密度脂蛋白、胆固醇含量则较低。许多高脂血症也常合并高血压病，一旦高血压病和高脂血症并存时，患者患冠心病的概率就很大，因为这两种病都是冠心病的重要危险因素。因此，两项疾病并存时更应积极治疗。

1. 要综合考虑疗效

在使用降压药时，要考虑其对脂质代谢的影响。临床研究证明，有的降压药物对脂质代谢可产生不良影响，从而成为动脉硬化的促进剂，如大剂量利尿降压药、非选择性 β－受体阻滞剂均有这种作用。血管紧张素转换酶抑制剂、钙离子拮抗剂对脂质代谢也有一些影响。

高血压和高脂血症并存的患者，最好是使用血管紧张素受体抑制剂/血管紧张素转化酶抑制剂及地平类钙通道阻滞剂或 α1－受体阻滞剂，它们既可降压，又有利于脂质代谢。但是使用胍唑嗪时，要警惕发生体位性低血压。

2. 少吃盐

专门有学者研究了盐和血压之间的关系，有些吃盐多的地区高血压发病人群多，而有些人吃盐多却不发病，这是因为高血压与盐敏感有关。部分盐敏感者有钠泵基因突变，突变呈显性遗传，对食盐敏感性高血压患者来说，减盐非常重要。对于食盐敏感性不高的高血压患者来说，少吃盐可影响糖和脂肪代谢，所以用盐量不能一味锐减，而是要适当地少吃盐。高血压和高血脂并存的患者，一般每日食盐量掌握在 5 克以下最佳，这样对食盐敏感和不敏感的患者都有益。

3. 控制总热量的摄入

高血压和高血脂并存的患者，更应该加强生活和饮食管理，控制一天的总热量摄入。进食热量过多，多余的热量就以脂肪的形式储存在体内，使血脂和血压升高。控制热量摄入，要以限制脂肪为主，主食每天 200～250 克为佳，选择吃鱼、豆制品、禽类、蔬菜等最好，这些食物热量低。最好不要吃甜食，不要暴食，晚上更是要少吃，夜宵最好不要吃。在饮食选择上可以多吃富含钙、钾的食物，如香蕉、紫菜、海带、土豆、豆腐、蘑菇都可以。这些食物可以促进体内钠盐的排泄，调整细胞内钠与钙的比值，增加血管的弹性和柔韧性，维护动脉血管正常的舒缩反应，从而保护心脏。

4. 运动要适度

高血压和高血脂并存的患者，不适合做剧烈的运动，但是适度运动是可以的。适度运动能增加身体热度，加速体内脂肪、糖和蛋白质的分解，可以使血管壁上的沉积物分解流失掉，又可使血脂分解加速，从而防止高血压病、高脂血症的发生。运动还能延缓各脏器的衰老，老年患者适合的运动方式有散步、慢跑、打太极拳等。

5. 要戒烟戒酒

烟酒对高血压和高血脂均属促进因素，高血压和高血脂并存的患者应该坚决戒烟，最好不要喝酒。

专家提示

高血压和高血脂并存的患者尤其要注意定期检查，更要从日常饮食入手，加以辅助，巩固疗效。

漫谈夏季降压降脂法

夏季，随着气温的不断增高，高血压、高脂血症患者的外周小血管也会扩张，大部分患者的血压会有所降低。但也有一些患者由于睡眠不好、心情烦躁等原因，其血压、血脂升高。所以，高血压、高脂血症患者在夏天应注重监测血压变化，积极用以下方法进行治疗：

1. 调整降压降脂药物剂量

调整降压降脂药物剂量，避免血压过低诱发心脑血管病发作，特别要减少利尿剂及含有利尿药成分的一些复合剂的应用。

2. 及时补水，多喝水

夏季人体出汗较多，而老年人体内水分较少，夏天体内容易缺水。身体缺水会使血液黏稠，对患有高血压病、高脂血症或心脑血管病的老年人来说，这会使输向大脑的血液受阻，增加脑卒中的发生概率。因而，高血压、高脂血症患者在夏天要多喝水，及时补水，这样才能防止血液黏稠出现血栓，引发脑卒中、心绞痛等病症。

3. 预防脑卒中

预防脑卒中首先要重视高血压、高血脂等症易引发脑卒中的情况，合理安排夏日生活，注意劳逸结合，多吃能软化血管和降血脂的食物，并在医生指导下使用降压降脂药。

4. 避免过度贪凉

夏季老年人应避免过度贪凉，老年人的血管大多硬化，忽冷忽热的气温易使其发生意外。因此，使用空调时室内外温差以不超过 8℃ 为宜。

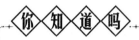

高血压、高脂血症患者一旦出现头昏、头痛、半身麻木、频频打哈欠等症状，应及时到医院就诊。

你知道吗

夏季降压要常喝三七粉茶

三七有抗血小板聚集及溶解血栓的作用，同时可降低血压，减慢心率，对药物诱发的心律失常有保护作用。

夏季天气热、出汗多，容易导致血液黏稠。大家可以把三七泡在水里当茶喝，不仅能够补水，还能起到一定的活血功效。因此，三七粉茶对于患有高脂血症、冠心病、脑血管病且体虚乏力者较为适宜；但三七性温，久服可能出现口干舌燥、咽痛等症状，故经常口干、大便干燥的老年人不宜服用。

冬季降压降脂自我护理要诀

冬季是高血压病、高脂血症的多发期，因此，高血压、高脂血症患者在冬季要注意做好自我保健，预防脑卒中发生。具体措施如下：

1. 注意头部保暖

头是中枢神经系统所在地，为诸阳之位。当环境温度下降到零时，人体的热量会从头部散发。如果环境温度进一步下降至零下时，那么人体会有热量从头部"跑掉"。因而高血压、高脂血症患者在冬天时最好戴一顶帽子，特别是从空调环境里外出时，戴一顶帽子不失为抗寒保暖的良策。

2. 注意颈背部保暖

人体颈背部有许多穴位与体内五脏六腑相通连。当背部着凉时，风寒易从背入侵，损伤阳气令人患病，或导致旧病复发、加重。因此高血压、高脂血症患者的颈背部保暖尤为重要。

白天出门时，高血压、高脂血症患者一定要扣上上衣风扣，系上领带，再围上围巾。晚上睡觉时，颈部戴上领套，或者围条浴巾，这是保暖防病的最好方法。但应注意避免压迫颈动脉。

3. 注意足部保暖

足部保暖的最好方法是穿一双棉鞋，特别是高血压、高脂血症患者，一定要穿轻、软、合脚的棉鞋。除了穿棉鞋外，晚上临睡前热水泡脚，可以起到保暖、活血、助眠、健身、防病的作用。

4. 防止脑卒中

高血压、高脂血症患者要想防止脑卒中，就要在饮食上特别注意，要忌辛辣、刺激食物；平时多吃绿色蔬菜、新鲜水果和黑木耳，这些食物富含维生素、胡萝卜素及膳食纤维等，有利于改善心肌功能，软化血管，促进胆固醇的排出，可防止高血压病的发展和高血压病的并发症。

总之，高血压、高脂血症患者的血压、血脂总是会随着气候的急剧变化而变化，因而每到冬天，高血压、高脂血症患者一定要注意自我呵护。

专家提示

当高血压患者血压急剧升高，同时出现颜面潮红、头痛、呕吐、颈部有强直感，肢体活动困难等症状时，应考虑发生高血压危象的可能，要立即平卧，头侧向一边，保持安静，并送医院急诊。如患者抽搐、躁动，则更应注意安全。

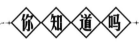

高血压、高脂血症患者要注意劳逸结合

对于高血压、高脂血症患者来说，要想防治高血压病、高脂血症带来的危害，最主要的环节还在于早期预防。预防是最有效的方法，否则等出现并发症就为时已晚。

由于大脑皮质过度紧张是发生高血压病、高脂血症的重要因素，因此在生活上，高血压、高脂血症患者要结合病情适当安排休息和活动，每天要保持 8 小时的睡眠与适当的午休，并轻松愉快地与家人在林荫道、小河边、公园散步，这对绝大多数患者都是适宜的。但要注意的是，在出门前，一定要做好保暖工作。

当然适当地做广播体操，打太极拳，对保持体力、促进病情恢复也十分有好处。轻、中度高血压、高脂血症患者骑自行车、游泳也未尝不可。

另外，患者还要注意保持大小便通畅，养成定时排便的习惯，老年人及高血压、高脂血症患者，最好在医生指导下安排活动，切不可逞强斗胜。

第 5 章

吃走高血压、高血脂

古语有训"药食同源",人们也有"民以食为天"的说法,可见正确合理的饮食,不仅可以提供维持人体生命的必需物质,而且对疾病的康复也有极大的促进作用。所以高血压、高脂血症患者可以用科学的饮食方法和正确的生活方式配合治疗。

健康测试

你的饮食习惯恰当吗

民以食为天，但在生活中，许多人不注意饮食，结果得了高血压病、高脂血症。请问你注意自己的饮食吗？下面几个问题，可以测出你是否饮食不当：

（1）你爱吃甜吗？你经常吃糖吗？

（2）你经常不吃早餐吗？

（3）你晚上是否有时经常大吃大喝，有时懒得吃饭？

（4）你喜欢吃大鱼大肉吗？

测试答案

如果以上问题，你全部回答"是"，就有得高血压病、高脂血症的危险了；如果回答两个"是"，也说明你饮食不当。要重视这个问题，养成良好的饮食习惯。

高血压、高脂血症患者的饮食选择要点

很多高血压、高脂血症患者都必须通过药物来治疗，但除了药物控制外，患者也可通过饮食调理来改善自己的病情。

一般来说，高血压、高脂血症患者应采用低脂、低胆固醇、低钠、高维生素、适量蛋白质和热能的饮食原则。因而

在饮食上，高血压、高脂血症患者要注意以下的饮食要点：

1. 控制热量摄入

高血压、高脂血症患者应控制热量摄入，避免肥胖，保持理想体重，理想体重（千克）＝身高（厘米）－105。为做到这一点，应少摄入脂肪和糖。

2. 限制脂类食物的摄入

如长期食用高胆固醇食物，如动物内脏、脑髓、蛋黄、肥肉、贝类、乌贼鱼、动物脂肪等，可导致高脂蛋白血症，促使脂质沉积，加重高血压病，所以高血压、高脂血症患者应减少脂肪，限制胆固醇和动物脂肪的摄入。每天脂肪的摄入量不能超过 50 克，瘦肉在 100～150 克，喝脱脂牛奶。

3. 抑制食盐的摄取

高血压、高脂血症患者要避免吃盐分高或太咸的食物，尤其是咸鱼、咸蛋、咸菜、皮蛋、火腿、腊肠、腊鸭等含盐量高的食品。一般来说，每日食盐摄入量最好少于 6 克。

4. 多喝水

由于血液浓缩，血液黏度增高，流速减慢，促使血小板在局部沉积，易形成血栓。而多喝水有利于冲淡血液，缓解血液黏稠程度，保持体内血液循环顺畅。因此，高血压、高脂血症患者要适量多喝水。

5. 要多吃有助于降血脂的食物

适量选用有助于降血脂的食物，如富含纤维的蔬菜水果类、富含植物固醇的豆制品、富含粗纤维的菌藻类食物等。要知道，蔬菜与水果含有丰富的维生素 C 及粗纤维。维生素

C具有降血脂的作用，粗纤维在肠道可以阻止胆固醇的吸收，有利于降低血液黏稠度。山楂、苹果、梨、猕猴桃、柑橘等均有一定的降脂作用，所以高血压、高脂血症患者要多吃蔬菜与水果。

总之，高血压、高脂血症患者一定要在饮食上注意，同时要减少饮用酒、咖啡及浓茶，适量运动，保持标准体重，这样才有利于高血压病、高脂血症的治疗。

专家提示

高血压、高脂血症患者宜少量多餐，每天以4～5餐为宜，避免过饱。每天至少500克新鲜蔬菜，2个水果，这样可减少体脂，保证体重。

一个平衡，五个原则

现代人们生活水平提高了，当你大饱口福时，是否忽视了饮食的营养问题？而饮食不当则会导致高血压病、高脂血症。可见，要想有一个健康的身体，必须注意饮食问题。

对于高血压、高脂血症患者来说，注意饮食问题，应该讲究一个平衡和五个原则。

什么是一个平衡呢？即所谓平衡饮食，就是指自饮食中获得的各种营养素，应该种类齐全，比例适当。如果在两星期内所吃的食物没有超过20个品种，那就说明你的饮食结构有问题。

至于五个原则，则包括低热量、低胆固醇、低脂肪、低糖、高纤维饮食。具体内容如下：

1. 低热量

有部分高脂血症患者体形肥胖，所以减少总热量是减肥降脂的一个主要方法，通常以每周降低体重 0.5～1 千克为宜。

2. 低胆固醇

长期大量进食高胆固醇的物质，如蛋黄、动物内脏、鱼子、脑等，会导致高血脂。因而高血压病、高脂血症要控制高胆固醇的摄取，多吃豆制品、香菇、黑木耳等使血中总胆固醇降低的食物。

3. 低脂肪

要多吃低脂肪的食物，如洋葱、大蒜等。每天食入一枚中等大小的洋葱，能使血中有害胆固醇转化成有益心脏的胆固醇。大蒜也可使血中总胆固醇降低。

4. 低糖

要少吃含葡萄糖、果糖及蔗糖的食物，包括点心、糖果和饮料的摄入，因为这些食物可导致高血脂。如摄入过多含糖量大的食物，体内的糖就会转化成脂肪，并在体内蓄积，仍然会增加体重、血糖、血脂及血液黏滞度，对脑血栓的恢复极为不利。

5. 高纤维饮食

多进食含食物纤维高的食物，如淀粉、糙米、标准粉、玉米、小米等，这些食物均可促进肠蠕动，对防治高血压病有利。此外，它还可以阻止胆固醇的吸收，降低血清胆固醇的含量。燕麦是首选食物，每日服用 60～70 克，总胆固醇至少可降低 5％左右，使患心脏病的概率下降 10％。

专家提示

高血压、高脂血症患者应当吃得明白，吃得健康。尽早改善饮食结构，是治疗高脂血症的首要步骤，也是用药物调脂治疗必不可少的前提。

高血压、高脂血症患者应补充矿物质

矿物质又称无机盐，可维持身体组织器官与脏器的代谢，确保身体健康，是人体不可缺少的营养素。

假如身体缺铁，身体活动会受到威胁。如缺乏钾和钠，会患上高血压病和动脉硬化症，缺钙也会引起高血压。有研究发现，40％的血压升高与甲状旁腺有关。这是由于甲状旁腺可产生一种耐高热的多肽物质，它是引起高血压的罪魁祸首，人们将其称为致高血压因子。致高血压因子的产生受低钙饮食刺激，而高钙饮食可抑制其产生。

可见在生活中，我们一定要注意矿物质的摄取。特别是高血压、高脂血症患者，更要注意矿物质的摄取。

在我们的饮食中，以下食物含有丰富的矿物质，能够加强脂肪和能量代谢，降脂降压。

1. 含铁的食物

含铁丰富的食物为发菜、黑木耳、菠菜、蕨菜、香菜、豆腐皮、藕粉，含铁量较高的其他食物还有地衣、口蘑、油菜、竹笋、乌梅、番茄、海藻、黄花菜等。

2. 含钙的食物

高钙饮食有助降压稳压，而坚果、面包、乳类、豆类、海带、虾皮、橄榄、花菜、苋菜、荠菜等是含钙丰富的食物，高血压、高脂血症患者一定要注意适量摄取。

3. 含钠的食物

食盐、咸蛋、挂面、豆腐乳、豆豉、菠菜、苋菜、空心菜、香菜、水果等均含有丰富的钠。

4. 含钾的食物

蔬菜以及各种水果均含有丰富的钾，如韭菜、苋菜、芹菜、油菜、花菜、荠菜、香椿头、香菜、菠菜、黄花菜、榨菜等。

5. 含锌的食物

含锌的食物很多，比如生蚝、小麦胚粉、蕨菜、火鸡腿、口蘑、花生油、墨鱼、香菇、野兔肉、醋等，这些都是含锌量很高的食物。此外，谷类、豆类、麸皮、肝、淡水鱼、猪肉、花生、芝麻、核桃等含锌量也比较高。

6. 含铜的食物

生蚝、南瓜果脯、松蘑、松茸、鹅肝、口蘑、蕨菜（腌）、豆奶、羊肝、猪肉、河虾、淡水鱼、蛤蜊、墨鱼、坚果、豆类、谷类、水果、茶等食物含铜量较丰富。

7. 含镁的食物

海参、鲍鱼、牡蛎、蟹、虾米（海米）、榛子、西瓜子、山核桃、香菜、黑豆、白菜、芸豆、龙须菜（腌制）等食物中，含镁都比较丰富。此外，谷类、坚果类、乳类、鱼类、肉类、海产品（海带和紫菜）、芝麻、玉米、小麦、黑枣等含镁量也较高。

专家提示

粗粮中含大量矿物质，能够加强脂肪和能量代谢，降低血脂，减少血液内胆固醇含量。因而，也许你不喜欢，但一定要多吃粗粮。

高血压、高脂血症患者必知的食油学问

油脂对高血压、高脂血症患者来说，一定要控制总量。这是因为油和高血压有确定性的关系，大量吃油对控制血压很不利。究其原因，有两方面：

1. 引发其他疾病

高血压病经常会伴随很多其他疾病，如高脂血症、糖尿病等，如果过量吃油，就会增加相关疾病的发病率，这些油反过来又会进一步加重血压增高。

2. 肥胖

过量吃油会造成能量摄入比实际需要高，就可能导致肥胖。肥胖会引发和加重高血压，因此要限制油的摄入。

既然过量食油会有害健康，那么怎样吃油更合适？一天吃多少油合适呢？事实上，如果在没有高脂血症的情况下，人一天吃油的总量应为 30 克。简单点说，我们常用来喝汤的白瓷勺，一勺是 10 克，我们每天吃的油不能超过 3 勺。

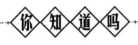

花生含有大量脂肪，高脂血症患者食用花生后，会使血液中的脂质水平升高，而血脂升高往往又是动脉硬化、高血压病、冠心病等疾病的重要致病原因之一。因而，对高血压、高脂血症患者来说，花生一定要少吃为宜。

> ### 你 知 道 吗
>
> ## 芳香食用油
>
> 油是我们生活中不可或缺的调味品，人们日常食用的油脂有动物油和植物油两大类。
>
> 与植物油相比，多数动物油中饱和脂肪酸的含量较高，而植物油中则是不饱和脂肪酸的含量居多，所以高血压、高脂血症患者宜食用植物油。
>
> 一般来说，植物油可分为三类。具体如下：
>
> 1. 饱和油脂
>
> 椰子油和棕榈油都属于饱和油脂，这些油中饱和脂肪酸的含量高，经常食用可以使血清胆固醇水平增高。饮食中应减少这类油脂。

2. 单不饱和油脂

它主要包括花生油、菜子油和橄榄油，这些油中单不饱和脂肪酸含量较高，它们不改变血清胆固醇水平，因而比较适于高血压、高脂血症患者适用。

3. 多不饱和油脂

大豆油、玉米油、芝麻油、棉子油、红花油和葵花子油都属于不饱和油脂，这些油中多不饱和脂肪酸含量较高，它们具有降低血清胆固醇水平的功能。多不饱和脂肪酸主要有 ω—6 脂肪酸和 ω—3 脂肪酸两种类型。其中，ω—3 脂肪酸主要存在于一些海鱼中，故而海鱼和鱼油适合于高脂血症患者食用。

总之，高血压、高脂血症患者应选用富含多不饱和脂肪酸的植物油。但由于其油脂所含的热能高，因此不能过多食用，否则会引起体重的增加。

瓜果、蔬菜——血管的"清道夫"

高血压、高脂血症患者最好多吃一些水果和蔬菜。大量进食水果和蔬菜的人具有最活跃的纤溶活性，反之很少进食水果与蔬菜者，其纤溶功能较差，引发血栓概率极大。这是由于水果和蔬菜食物多为碱性，能中和蛋白质、脂肪消化分解的酸性物质，调整人体酸碱平衡。

现在，我们的饮食中，有各种各样的水果和蔬菜。但不同的水果和蔬菜，又有不同的功能。

1. 菠菜

高血压患者有便秘、头痛、目眩、面赤者，可用新鲜菠菜置沸水中烫约 3 分钟，以麻油伴食，1 日 2 次，日食 250～300 克，每 10 日为一疗程。可以连续食用。

2. 马兰头

具清凉、去火、止血、消炎的作用，适用于高血压、眼底出血、眼球胀痛的治疗。具体方法：用马兰头 30 克，生地 15 克，水煎服，每日 2 次，10 日为一疗程，如无不适等副作用，可持续服用一个时期，以观后效。

3. 生姜

生姜能降低血液黏稠度，减少血小板凝集，预防心脏血管梗死和脑梗死，有"血液清道夫"之称。

4. 大蒜

古埃及人十分推崇食用大蒜，这是由于它可预防动物血栓病的发生。美国纽约州立大学的科学家从大蒜中分离出一种称为蒜辣素的成分，具有与阿司匹林同样的作用。

5. 洋葱

洋葱中含有前列腺素 A，可扩张血管，降低血液黏稠度，增加血流量，预防血栓形成。此外，洋葱中还含有一种成分叫槲皮酮，可抑制血小板凝集，促进纤溶系统功能，从而预防血栓形成。

6. 黑木耳

黑木耳中含有肾上腺素等多种抗血栓物质，可以抑制血小板的凝集，从而预防血栓形成。

7. 辣椒

辣椒促进纤溶系统抗血栓的功能是短暂的，但经常食用对促进微血栓的清除有很大的帮助。

8. 刺菜

刺菜系野生菜，有较显著和持久的降血压作用。高血压患者可每日取刺菜 10 克，水煎代茶引用，10 日为一疗程。

9. 胡萝卜

胡萝卜中含有槲皮素、山奈酚等，它能增加冠状动脉血流量，降低血脂，促进肾上腺素的合成，所以胡萝卜又具有降血压、强心等功能。

10. 芦笋

鲜芦笋营养丰富，向来有"长寿草"之誉。其中，每 100 克鲜芦笋含胡萝卜素 200 毫克、维生素 C21 毫克，还有多种 B 族维生素。研究发现，芦笋对高血脂、高血压、动脉硬化以及癌症都具有良好的预防效果。

11. 其他

韭菜、紫苏、香瓜、木瓜、草莓、柠檬、葡萄等中含大量抗凝物质，使血小板凝集率下降半数以上。

专家提示

高血压是造成心脑血管病猝发而来不及抢救的祸根。多吃水果与蔬菜可降低血压，防止意外病变。

燕麦、黄豆的降脂生活

众所周知，控制食物中胆固醇的含量，可起到良好的降血脂作用。在我们的饮食中，有许多食品可以降脂，如燕麦与黄豆。

1. 燕麦

燕麦为国际公认的降脂食品，它含丰富的亚油酸和丰富的皂甙素，可降低血清胆固醇、甘油三酯。此外，它所含的水溶性纤维，可以阻止肠道吸收过多的胆固醇，改变血液中脂肪酸的浓度，降低坏胆固醇和三酸甘油酯。高脂血症患者如果每天摄取水溶性纤维5～10克，就可以令坏胆固醇的吸收率大大减低。

2. 黄豆

除了燕麦，黄豆也可以降脂。这是由于黄豆的饱和脂肪量低，不含胆固醇，可降低血液中的总胆固醇、坏胆固醇、三酸甘油酯。同时，黄豆的有效成分，能阻止引起动脉硬化的过氧化脂质产生，抵制脂肪的吸收，促进脂肪的分解，因此具有很好的降脂功能。但需要注意的是，单纯食用黄豆，很容易造成体内的碘流失，因而如果想用黄豆降脂，最好与海带一起食用。

由上可见，燕麦、黄豆都具有良好的降脂功能，因而对于高脂血症患者来说，早晨一杯豆浆或燕麦粥是不错的选择。

专家提示

早晨是一天中肠胃吸收功能最好的时候。因此，早餐选择清淡健康、美味便捷的绿色杂粮浆食，这是降脂的最佳选择。

高脂血症患者宜吃的蔬菜

蔬菜不仅可以为人体提供必须的营养素，而且还可以清理人体内的垃圾，降低人的血脂。因而，高脂血症患者要多吃以下几种蔬菜：

1. 黄豆芽

黄豆生成豆芽后，有碍于消化吸收的植物凝血素消失，不利于维生素 A 吸收的抑制氧化酶被去除，可妨碍人体对微量元素吸收的植酸被降解，这一切对患者有效利用黄豆营养和改善症状更为有利。

2. 茄子

茄子含维生素 B 族、维生素 C、胡萝卜素等，紫色茄子还含维生素 P，具有预防黄疸、肝肿大、痛风、动脉硬化等病症的作用。因而，常食茄子可防止血液中胆固醇水平增高。

3. 韭菜

韭菜含有挥发性精油及含硫化合物的混合物以及丰富的纤维素，现代医学已经证明这些物质对高血脂及冠心病患者十分有益。

4.芹菜

芹菜含有元荽甙、挥发油、甘露醇、环己六醇等，具有健胃、利尿、降压、镇静等作用。国内以旱芹制成的酊剂，对早期高血压病有明显疗效。

以上几种蔬菜都具有降脂的功能，为了自己的身体健康，患者最好每天都适量地摄取一些。

降血脂的六道保健汤

注意科学饮食，少食高脂肪和高糖食物，是降血脂的有效措施。如果你想降血脂，可通过坚持食用以下的保健汤食，达到降低血脂、防止病情进一步发展的目的。

1.山楂鲤鱼汤

制法、服法：取 500 克左右的鲤鱼一条，山楂片 25 克，面粉 150 克，鸡蛋一枚。先将鲤鱼洗净切块，加入黄酒、精盐浸泡 15 分钟。将面粉加入清水和白糖适量，打入鸡蛋搅成糊，将鱼块入糊中浸透，取出后粘上干面粉，入爆过姜片的油中炸 3 分钟捞起，再将山楂加入少量水，上火煮透，加入生面粉少量，制成芡汁水，倒入炸好的鱼块煮 15 分钟，加入葱段、味精即成。

2.山楂首乌汤

制法、服法：取山楂、何首乌各 15 克，白糖 60 克。先将山楂、何首乌洗净，切碎，一同入锅，加水适量，浸泡 2 小时，再熬煮约 1 小时，去渣取汤，日服 1 剂，分 2 次温服。

3. 山楂银花汤

制法、服法：取山楂 30 克，金银花 6 克，白糖 20 克。先将山楂、金银花放在勺内，用文火炒热，加入白糖，改用小火炒成糖饯，用开水冲泡，日服 1 剂。

4. 海带木耳肉汤

制法、服法：海带、黑木耳各 15 克，切丝，瘦猪肉 60 克，切成丝或薄片，用淀粉拌好，与海带丝、木耳丝同入锅，煮沸，加入味精和淀粉，搅匀即成。

5. 百合芦笋汤

制法、服法：取百合 50 克，罐头芦笋 250 克。先将百合发好洗净，锅中加入素汤，将发好的百合放入汤锅内，加热烧几分钟，加黄酒、精盐、味精调味，倒入盛有芦笋的碗中即成。

6. 紫菜黄瓜汤

制法、服法：取紫菜适量，黄瓜 100 克。紫菜水发后放精盐、酱油、生姜末、黄瓜片，烧沸，最后加入味精和香油即可食用。

专家提示

引起血脂水平升高的原因除了家族性遗传外，90％以上的高脂血症患者患病都与饮食过量，尤其与摄入过多的脂肪有关。所以在生活中，一定要注意少喝含脂肪的汤。

降血脂的四种食疗药粥

中医学认为，高脂血症外因为久食膏粱厚味和肥甘之品，内因为老年衰弱或先天不足造成肾的阴阳失调。其病机是肝肾亏损，痰瘀内阻，因而要想有效地降脂，一定注意饮食的调理。现在为大家介绍几种具有降脂功能的药粥，高脂血症患者可以适量地吃一些：

1. 菊花决明子粥

制法、服法：菊花 10 克，决明子 10～15 克，粳米 50克，冰糖适量。先把决明子放入沙锅内炒至微有香气，取出，待冷后与菊花煎汁，去渣取汁，放入粳米煮粥，粥将熟时，加入冰糖，再煮 1～2 分钟至沸即可食。每日 1 次，5～7 日为一疗程。

功能：可降压通便。适用于高血压病、高脂血症以及习惯性便秘等。

注意事项：大便泄泻者忌服。

2. 山楂粥

制法、服法：山楂 30～45 克（或鲜山楂 60 克），粳米100 克，砂糖适量。将山楂煎取浓汁，去渣，同洗净的粳米同煮，粥将熟时放入砂糖，稍煮 1～2 分钟至沸即可。可作点心热服；10 日为一疗程。

功能：可健脾胃，助消化，降血脂。适用于高脂血症、高血压病的治疗。

注意事项：不宜空腹及冷食。

3. 泽泻粥

制法、服法：取泽泻 15～30 克，粳米 50～100 克，砂糖适量。先将泽泻洗净，煎汁去渣，入淘净的粳米共煮成稀粥，加入砂糖，稍煮即成。每日 1～2 次，温热服。

功能：可降血脂，泻肾火，消水肿。适用于高脂血症、小便不利、水肿等。

注意事项：宜久服方能见功效。阴虚患者不宜用。

4. 三七首乌粥

制法、服法：先将三七、首乌洗净放入沙锅内煎取浓汁，去渣，取药汁与粳米、大枣、冰糖同煮为粥。早晚餐服食。

功能：可益肾养肝，补血活血，降血脂，抗衰老。适用于老年性高血脂、血管硬化、大便干燥，及头发早白、神经衰弱。

注意事项：大便溏薄者忌服。服首乌粥期间，忌吃葱、蒜。

专家提示

以上各粥虽有较好的降脂功能，但一定要在医生或营养师的指导下服用，因为并不是所有的患者都适用药粥。

高血压、高脂血症患者的健康生活

追求健康的生活是每个人的愿望，高血压、高脂血症患者同样希望有健康快乐的生活，而要达到这个目标，高血压、高脂血症患者可以从以下几个方面入手。

1. 少量多餐

高血压患者多数肥胖。最好吃低热能食物，总热量宜控制在每天 8.36 兆焦左右，每天主食 150～250 克，动物性蛋白和植物性蛋白各占 50%。没有肾病或痛风病的高血压患者，可多吃大豆、花生、黑木耳或白木耳及水果。用餐时注意控制量，可多餐少食。

应该吃得清淡，过量油腻食物会诱发脑卒中。食用油要用含维生素 E 和亚油酸的素油；多吃高纤维素食物，如笋、青菜、大白菜、冬瓜、番茄、茄子、豆芽、海蜇、海带、洋葱等，吃少量鱼、虾、禽肉、脱脂奶粉、蛋清等对身体也有益。

2. 低盐

每人每天吃盐量应严格控制在 2～5 克，即约 1 小匙。食盐量还应减去烹调用酱油中所含的钠，一般来说 3 毫升酱油相当于 1 克盐。咸（酱）菜、腐乳、咸肉（蛋）、腌制品、蛤贝类、虾米、皮蛋，以及茼蒿菜、草头、空心菜等蔬菜含钠都比较高，应尽量少吃或不吃。

3. 高钾

富含钾的食物进入人体，可以对抗钠所引起的血压升高和血管损伤。富含钾的食物有豆类、冬菇、黑枣、杏仁、核桃、花生、土豆、竹笋、瘦肉、鱼、禽肉类，还有根茎类蔬菜如苋菜、油菜及大葱等，水果如香蕉、枣、桃、橘子等也含钾。

流行病学调查发现，每星期吃 1 次鱼者比不吃鱼者心脏病的病死率明显低。因为鱼也含钾，所以可多吃鱼。

4. 果蔬

人体需要 B 族维生素、维生素 C，这些营养素需每天补充，可以通过多吃新鲜蔬菜及水果来满足。可以每天吃 1～2 个苹果，这样有益于健康，因为水果可补充钙、钾、铁、镁等。

5. 补钙

有医生让高血压患者每天服 1 克钙，2 个月后发现血压下降。因此应多吃些富含钙的食品，如黄豆、葵花子、核桃、牛奶、花生、鱼虾、红枣、鲜雪里红、蒜苗、紫菜等。

6. 补铁

研究发现，老年高血压患者血浆铁低于正常，因此多吃豌豆、木耳等富含铁的食物，不但可以降血压，还可预防老年人贫血。

7. 多喝茶

天然矿泉水中含锂、锶、锌、硒、碘等人体必需的微量元素，煮沸后的水因产生沉淀，对人体有益的钙、镁、铁、锌等会明显减少，因此符合标准的饮用水宜生喝。茶叶内含茶多酚，且绿茶中的含量比红茶高，它可防止维生素 C 氧化，有助于维生素 C 在体内的利用，并可排除有害的铬离子，此外还含钾、钙、镁、锌、氟等微量元素。

上面所说的这些饮食原则，高血压患者若能落到实处，持之以恒，健康快乐的生活会就伴随一生。

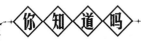

健康生活习惯的养成重要的是要持之以恒，好的习惯养成不是一天两天的事情。

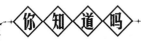

消瘦的高血压患者吃什么？

消瘦的高血压患者要吃鱼、瘦肉、豆及豆制食品，以增加体内的蛋白质。豆制品中含有谷固醇，可以抑制小肠吸收胆固醇，维生素 C 也可降低血浆中的胆固醇。故高血压患者要多吃新鲜蔬菜和富含维生素 C 的水果（酸味水果）。同时高血压患者要控制食盐量，因为钠盐可引起人体小动脉痉挛，使血压升高。且钠盐还会吸收水分，使体内积聚过多的水分，增加心脏负担，所以要少吃咸（腌）菜、咸蛋等食品。

不同类型高脂血症患者的饮食原则

高脂血症往往是高血压病的必然伴侣。高脂血症有多种类型，有的是混合型，有的是以高胆固醇血症为主，有的以高甘油三酯血症为主，有的则以低密度脂蛋白的升高为特征。高脂血症的饮食原则总的来说是一致的，但在对具体食物的选择过程中，各种类型的高脂血症应有所不同。

（1）总能量不宜过高，以维持理想体重为原则。

（2）避免高脂肪、高胆固醇的食物，如肥肉、猪牛油、黄油、氢化植物油、肥禽、动物内脏、蟹黄、蛋黄。高甘油三酯血症患者每日摄入蛋黄不可超过 1 个；高胆固醇血症患者每周摄入蛋黄不可超过 3 个，以减少胆固醇的摄入量。

（3）饮食清淡，避免重油、油炸、煎烤和过咸的食物。烹调用油应限量，并应选用部分茶油、改良菜子油等高油酸的油作为烹调油。

（4）适量控制主食及甜食、水果，特别是高甘油三酯血症患者。

（5）多吃新鲜蔬菜、豆制品和全谷类。多吃洋葱、大蒜、苦瓜、山楂、木耳、香菇、海带、大豆及甘蓝等具有调脂作用的食物。

（6）主食以取得较多的维生素、膳食纤维和有益于健康的植物类食物为主。

专家提示

高脂血症患者对于蛋黄、脂肪高的肉类、花生、坚果、重油糕点、各种油脂、全脂奶、高脂肪食物、加工肉类、盐腌食物、烟熏食物、蟹黄、鱼子、动物内脏等食物一定要特别注意。

高血压合并糖尿病患者的饮食原则

高血压和糖尿病经常"狼狈为奸"，不但使心脑血管的损害"雪上加霜"，而且特别容易伤害肾、眼等器官。这类患者除了坚持合理的药物治疗外，对饮食和运动等生活方式进行调整也非常重要。所以，高血压合并糖尿病患者在饮食方面应该遵循以下几个原则：

（1）热量摄入与消耗平衡。制订每天应摄取的总热量，科学计算，使摄入和消耗的热量达到平衡。

（2）少食糖果。这类患者应忌食蔗糖、葡萄糖、蜜糖及其制品，少食淀粉含量过高的蔬菜如土豆、白薯和山药等。

（3）少吃高胆固醇食物。少吃蛋黄、动物的皮和肝脏等高胆固醇食物。

（4）选择优质蛋白。首先应限制蛋白质摄入量，血尿素氮升高者更需注意；其次，蛋白的来源应以牛奶、瘦肉、鸡蛋、海产品等优质的动物蛋白为主。

（5）多食富含纤维食物。多吃纤维多的食物，如海带、紫菜等。食物纤维不被小肠消化吸收，但能带来饱食感，有助于减食，并能延缓糖和脂肪的吸收。可溶性食物纤维（谷物、麦片、豆类中含量较多）能吸附肠道内的胆固醇，有助于降低血糖和胆固醇水平。

（6）选择低糖水果。如果血糖控制不好，可能造成水溶性维生素及矿物质的过量丢失，因此需要补充新鲜的含糖量低的水果、蔬菜，如草莓、西红柿、黄瓜等。食用时间通常可在两餐之间或睡前 1 小时，也可选在饥饿时或体力活动之后。为了避免餐后血糖增高，一般不建议正餐前后吃水果。

（7）少吃葵花子、花生。很多女性喜欢吃瓜子、花生等零食，这类食物都含有一定量的碳水化合物，且脂肪含量高。

（8）少食多餐。每顿少吃，多吃几顿，总量不变，这样可保证血糖在餐后不会升得太高。

专家提示

患者还应注意晚餐时间。如果晚餐吃得太晚，饭后又缺乏适量的活动，那么食物中的热量来不及消耗就会转化成脂肪储存起来。因此最好把晚饭时间安排在晚上 6：30～7：30，这样就有时间在晚饭后进行适量的运动。

高血压合并肾脏病患者的饮食原则

高血压和肾脏病有密切的因果关系。肾炎、肾素和血管紧张素分泌增加，会引起高血压；而高血压又会导致肾脏动脉硬化，肾脏组织逐渐遭到破坏，导致肾萎缩，而影响正常代谢，最后引起尿毒症。

细菌感染导致的急性肾炎，主要症状有血尿、蛋白尿、尿量减少、水肿、腰部以下疼痛等。若进行积极的药物治疗及充分的休息，肾功能便可以恢复。若是慢性肾炎、肾功能不全，在肾病前期接受充分的治疗及良好的血压控制，则可以延缓疾病的恶化。

在前尿毒症状态时，因为肾脏无法浓缩尿液，导致大量的尿液排泄出去，人会有口渴、想要喝大量水的感觉，皮肤则会变干燥。当血液中的代谢废物（如尿素氮、肌酸酐）增加时，人会有贫血、容易疲劳、头昏、头痛、恶心、呕吐、食欲差、骨质软化、陷入昏迷等症状，最后引起尿毒症。尿毒症的治疗，需要人工肾脏透析（血液或腹膜透析）和等待肾脏移植。从这个角度看，积极控制血压，按医嘱不用损伤肾功能的降压药，保护肾脏功能，饮食方面也要注意。

1. 盐

盐分的摄取量与血压成正比关系。应依肾病程度及水肿的现象给予不同程度钠的限制，一般要控制在每天食盐摄取量小于 5 克。肾衰竭时，要视尿量而定，少尿期又未透析治疗者，钠摄入每天应限制在 500～1000 毫克（1.3～2.5 克盐）。使用透析治疗则可以摄入 1500～2000 毫克（3.5～5 克盐）。

2. 水

水的摄入需要注意身体摄入与排出的平衡。肾衰竭时，应以前一日排出尿量再加 500～700 毫升为每日水分摄取量。

3. 蛋白质

如果血液有含氮废物的积留（血液中尿素氮、肌酸酐增高），则要减少蛋白质的摄取，或者可依一般蛋白质建议量，即每日每千克体重 0.8～1 克的摄取量。可依肾病程度给予不同程度蛋白质量的限制，除了量的限制外，同时应注意优质蛋白质的摄入，如可多摄入一些牛奶、蛋白、肉鱼类、黄豆制品等。对于透析治疗的患者，蛋白质的量可以放宽至每天每千克体重1～1.4克。

4. 钾离子

当尿量减少、血钾过高时，饮食需减少钾的摄取。饮食中高钾的食物来源有蔬菜、水果、汤汁、浓茶、咖啡等。烹煮时，可以先将蔬菜烫过再烹调，这样将可以减少大部分的钾。

5. 磷离子

血磷过高时，需减少磷的摄取。饮食中高磷的食物来源有蛋黄、内脏、干豆类、糙米五谷、巧克力、可可、酵母等。

专家提示

在饮食需要限制蛋白质的情况下，人体需要补充低蛋白食物来满足身体总热量的需求，以防止因为摄取热量不足，身体进行组织分解，而加重肾衰竭。

高血压合并动脉硬化患者的饮食原则

高血压容易导致动脉硬化，有时是动脉硬化之后才引起高血压。一般动脉硬化，除了大动脉之外，也有小动脉的硬化。动脉硬化是指血管内壁有胆固醇及其他物质沉淀。身体中的胆固醇来源有内生及外来两类，外来性的胆固醇存在于含胆固醇的动物性脂肪组织中。

1. 避免升胆固醇指数高的食物

胆固醇及饱和脂肪酸均会影响血中的胆固醇以及造成动脉硬化，饱和脂肪的影响甚至大于胆固醇。

据研究，将胆固醇及饱和脂肪合并计算，可计算出升胆固醇指数（CSI）。此数值越低，表示引发动脉硬化的作用越小，CSI＝（1.01×饱和脂肪的克数）＋（0.05×胆固醇的毫克数）。一般认为胆固醇含量高的虾、蟹、牡蛎，由于其所含的饱和脂肪酸少，所以对动脉硬化的威胁，反而不及一般含脂肪高的肉类。

2. 减少反式脂肪酸的摄取

植物油为了食品加工上的处理及保存方便，会以加气、加压的方式让脂肪酸变性，将顺式转为反式，让结构变得更饱和。此加工后的油脂称为气化油，常见的有：玛琪琳、奶油、奶精、美乃滋等。这些油脂常存在日常生活中，如面包、西点饼干等，这类脂肪酸要减少摄取。

专家提示

动物性脂肪一定要少吃或不吃，如果吃多了会加重血液中的胆固醇浓度，加重动脉粥样硬化。

高血压、高脂血症患者饮食的五大禁忌

对于高血压、高脂血症患者来说，除了服用调整血压、血脂的药物，也应以日常饮食为基础，进行饮食治疗。但如

何进行饮食治疗呢？这就需要注意一些饮食禁忌。

1. 少吃肉

由于肉中含有大量的饱和脂肪酸，而饱和脂肪酸含量增多可明显升高血总胆固醇水平。如果患者每日摄入的胆固醇超过 300 毫克（相当于 1 个鸡蛋的胆固醇含量），就会加重病情。一般来说，患者每天摄入肉类以不超过 75 克为宜。

2. 少吃动物内脏

动物内脏（肝、肾、肚、脑等）及肉皮、羊油、牛油、猪油（肥肉）、蛋类（主要是蛋黄），海产食品中墨鱼、干贝、鱿鱼、蟹黄等均含大量胆固醇，高血压、高脂血症患者应加以限制。

3. 戒酒

饮酒对甘油三酯升高者不利，酒精除供给较高的热量外，还使甘油三酯在体内合成增加。因此，高血压、高脂血症患者必须戒酒。

4. 不宜服用天然甘草

高血压、高脂血症患者不宜服用天然甘草或含甘草的药物，如甘链片。因甘草酸可引起低钾血症和钠潴留。

5. 不宜食过咸食物及腌制品等

所有过咸食物及腌制品、蛤贝类、虾米、皮蛋、含钠高的绿叶蔬菜等，烟、浓茶、咖啡以及辛辣的刺激性食品均要禁忌。

此外，在治疗高血压病时，由于常用单胺氧化酶抑制剂，如帕吉林等治疗，用药期间患者不宜食用含酪胺高的食物，如扁豆、蘑菇、腌肉、腌鱼、干酪、酸牛奶、香蕉、葡萄干、啤酒、红葡萄酒等食物。所以这些食物，对于高血压、高脂血症患者来说，也是禁忌食品。

专家提示

猪肝含有的胆固醇较高。如果一次食得过多，摄入的胆固醇就多，会导致动脉硬化和加重心血管疾病，因此高血压和冠心病患者应少食猪肝。

第 6 章

高血压、高脂血症患者运动面面谈

生活并不是静止的，它需要运动、延伸。健康也是如此，它可以在运动中得以延续。高血压、高血脂与血液运行密切相关，有没有一些运动，能让高血压、高脂血症患者的血液畅快地流动，却不会像其他运动那样给身体带来更大的压力呢？很简单，看看以下的介绍，你就明白了。

健康测试

你了解高血压、高脂血症患者的运动常识吗

生命在于运动，但对于高血压、高脂血症患者来说，运动更为重要。你知道高血压、高脂血症患者运动的基本常识吗？通过下面这个小测试，可以测出你对这方面知识的掌握程度：

（1）你知道高血压、高脂血症患者的运动原则吗？

（2）运动前，你做过身体检测吗？

（3）你知道降压降脂的最佳时间吗？

（4）你知道高血压、高脂血症患者不适于做哪些运动吗？

测试答案

如果以上问题，你全部回答"不"，那就说明掌握的运动常识太少了；如果有两个问题回答"不"，那还需要多了解运动的常识；如果答案全部为"是"，那就说明掌握的运动常识比较丰富了。

高血压、高脂血症患者的运动原则

每天坚持适度的体育运动并保持健康的生活方式，可帮助高血压、高脂血症患者控制其血压，保持稳定的血脂水

平。但由于高血压、高脂血症患者的身体状况，他们必须要掌握以下基本运动原则：

1. 选择适于自己的运动

对于高血压、高脂血症患者来说，选择适宜的运动项目是非常重要的。一般说来，高血压、高脂血症患者可进行有氧训练，如步行、慢跑、踏车、游泳、跳舞、太极拳、降压体操、武术等。

放松训练也是常用的一种训练方式，高血压、高脂血症患者可以选练易于放松、入静和引气血下行的功法，如松静功、放松功、站桩功等进行练习，练习时要注意调身、调息、调心三者的有机结合。如第 I 期和第 II 期高血压患者可以选用散步、快速步行、慢跑、游泳、医疗体操等，第 III 期高血压患者则宜采用肢体放松练习等，运动应与药物配合。

2. 掌握好运动强度

一般来说，高血压、高脂血症患者的运动强度以中小为宜，运动时心率达到本人最大心率的 60%～70%最佳，一般 40 岁以下的患者心率控制在 140 次/分，50 岁左右控制在 130 次/分，60 岁以上控制在 120 次/分；运动时间以每次 30～60 分钟为宜。中老年人运动时最好定时、定量并长期坚持。

中老年高血压、高脂血症患者可根据具体情况确定运动强度，一般每周 3～4 次，或隔日进行。开始运动量要小，锻炼时间不宜过长，应循序渐进，并根据病情和体力逐渐增加运动量。

年轻高血压、高脂血症患者可适当加大运动频率，每周锻炼 4～5 次为宜。

3. 运动前进行全面的体格检查

高血压、高脂血症患者在运动前，应进行全面的体格检查，以排除各种可能的并发症，以此确定自己的运动量。健康者、无严重并发症的高脂血症患者、低高密度脂蛋白－胆固醇血症患者均可参加一般体育锻炼。

4. 体育锻炼要持之以恒

运动疗法必须要有足够的运动量并持之以恒。轻微而短暂的运动对高血压病、高脂血症、低高密度脂蛋白－胆固醇血症以及肥胖患者均无法达到治疗的目的。只有达到一定运动量时，对血清脂质以及血压才能产生有益的作用，并减轻高血压、高血脂、肥胖患者的体重。

5. 采取循序渐进的方式

高血压、高脂血症患者进行体育锻炼时，应采取循序渐进的方式，不要操之过急。要知道，超出自己的适应能力，运动会加重心脏负担。运动量的大小以不发生不适症状（如心悸、呼吸困难或心绞痛等）为原则。

6. 确定自己的运动目标

明确自己的运动康复计划，持续终身进行运动，才能达到提高生活质量的目的。

7. 量身定做运动处方

高血压、高脂血症患者最好请专业人士量身定做运动处方或训练措施。否则，就如同上医院看病没有开药或取药一样。

总之，持之以恒、有规则的锻炼计划对高血压、高脂血症患者是非常重要的。如果你是高血压、高脂血症患者，一定要给自己制订一个可行的运动计划。

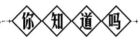

高血压病的运动疗法是一种辅助治疗方法，并不是所有的高血压患者都适合运动。中度以上高血压病或合并有靶器官损害，如左心室肥厚、蛋白尿、肾功能不全等并发症时，要谨慎。

你知道吗

高血压病运动疗法的降压机制

高血压病运动疗法是一种不同于药物治疗的方法，它副作用小，而且见效快。其降压机制在于：

1. 安定情绪

此法可使高血压患者的情绪安定、心情舒畅，使工作和生活中出现的紧张、焦虑和激动的情绪得到缓解，从而可改善大脑皮质、中枢神经系统及血管运动中枢的功能失调，加强大脑皮质对皮质下血管运动中枢的调节功能，让全身处于紧张状态的小动脉得以舒张，从而促进血压的下降。

2. 增强管壁弹性

长期坚持体育疗法的高血压患者，通过全身肌肉运动，可让肌肉血管纤维逐渐增大增粗，使冠状动脉的侧枝血管增多，血流量增加，管腔增大，管壁弹性增强，这些都有利于血压的下降。

3. 延缓动脉硬化的发生

体育疗法可使血浆儿茶酚胺水平降低，使纤维蛋白溶解素、前列腺素 E 等物质的水平增高，它们进入血液后，能让血管扩张，血液循环加快，并有利于血液中胆固醇等物质的清除，使血管保持应有的弹性，因此可有效地延缓动脉硬化的发生和发展，并防止高血压病的加重。

运动前千万别忘身体检测

长期规律运动的人，其心肌较强壮，心腔较大，血容量较多，冠状动脉的弹性较好，血管腔较大，侧支循环较丰富，可以远离高血压病、高脂血症的困扰。但为什么有些人在运动锻炼时突然死亡呢？这是由运动和潜在的心脏病共同引起的。

一般来说，很多人在安静时，狭窄的血管还能供给心肌足够量的血液和氧，但是体力过劳或精神过于紧张时，心肌需要更多的血液供给氧气，如果此时有病的冠状动脉不配合，反而收缩变窄，心肌缺血缺氧，人马上会感觉心前区、胃或左肩背部疼痛。此时，如果因栓塞而引起大面积心肌坏死，人就有可能发生昏迷甚至心源性猝死。可见，高血压、高脂血症患者在运动前，必须进行体检，这样才能保证身体的健康。

高血压、高脂血症患者在运动前最好要进行以下项目的检测：

1. 心电图检测

心脏一般靠心电图来检测，可检测出心律失常、心梗等显性的、处在发病期的心脏疾病。

2. 运动平板试验

此检测是在一个类似跑步机的仪器上进行跑步运动，随着时间增加，逐渐提高跑步的速度，使心脏负荷达到较高程度，观察心脏是否存在隐患，一般时长约 10 分钟。如果出现憋闷、难受，甚至疼痛的感觉，就需要做进一步的检查了。

3. 动脉硬化检测

这种检测要用动脉硬化检测仪检测，通过检测脉搏搏动波，同时测量手腕和脚踝部血压，可在早期就诊断和筛查出动脉硬化。

4. 胆固醇检测

高脂血症与中老年人动脉硬化性心血管疾病的发生密切相关，所以，筛检项目应包括总胆固醇、高密度脂蛋白胆固醇的检测。如果检查结果正常，以后每 5 年 1 次。

5. 测量血压

运动前，高血压患者一定要测量一下血压，最好是同时测量手腕和脚踝部血压，这样就可早期诊断和筛查出动脉硬化。如果血压高，甚至出现动脉硬化，那最好不要运动。

总之，重视体检结论和医生的建议，纠正不良运动方式，可及早预防疾病。

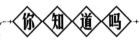 专家提示

值得注意的是，肥胖、高血脂、高血压、脂肪肝是隐匿型冠心病存在猝死的最大隐患。

你知道吗

体检前要做哪些准备？

精心准备体检，做好体检的每项注意事项，体检的结果才能更准确和可靠。进行体检的高血压、高脂血症患者，应该要注意以下几个事项：

1. 饮食清淡

体检的前 3 天开始清淡饮食，不宜摄入过高脂肪和蛋白质，不喝酒和浓茶。体检前一日，晚上 8 点后禁食，可喝少量水。空腹 12 小时后进行肝功能检查，才不会影响检查结果。

2. 运动适宜

体检前两天不宜剧烈运动，晚上要保证充足的睡眠。

3. 体检时

平静休息 5 分钟以上再量血压和做心电图，检测时神经要尽量放松。尿检标本最好是晨尿，而且尿检前不要大量饮水，保持尿液浓度，有利红白细胞和蛋白等指标的检出率。要按医生指导做完所有体检项目，不要随意舍弃检查项目。

降压降脂运动步骤要知道

高血压、高脂血症患者在进行运动锻炼时，应循序渐进，根据病情和体力逐渐增加运动量。这就需要高血压、高脂血症患者了解一些运动步骤及部分简单易做的小运动：

1. 干洗脸

搓热双手，从额部经颞部沿耳前抹至下颌，反复 20～30 次。然后再用双手四指指腹，从印堂穴沿眉弓分别抹至双侧太阳穴，反复多次，逐渐上移至发际。手法轻松柔和，印堂穴稍加压力以局部产生温热感为度。本法可降低血压，增进面部光泽。

2. 揉搓攒竹穴

用双手拇指端分别按揉双侧攒竹穴约 100 次，用力要均匀。此法可减轻头痛、头晕等症状。

3. 推抹颈肌

头偏向一侧，用双手四指从耳后隆起处沿胸锁乳突肌向下推抹至胸廓上口处，双手交替进行，反复多次。但不要直接按摩颈动脉及颈椎体，以免局部损伤。

4. 整理运动

跑步结束后一定要做整理（放松）运动，使人体各器官从运动状态逐步恢复到相对安静状态。

办法：可先慢走一段距离，再做几个深呼吸，时间一般为 3~5 分钟。

5. 做好运动后的自我监控与体能测定

这种方法既是对运动处方效果的检验，又可根据身体状况适当调整运动处方。因此，高血压、高脂血症患者运动后也要定期检查身体。

6. 逐渐增加运动强度

每天的运动量不是恒定的，可根据本人身体状况稍有增减。如每周练习 4 次，运动量采用小、中、大的顺序来调剂更好。运动量的增加一定要严格遵照循序渐进的原则，切不可操之过急。肥胖患者和惯于久坐的患者应在数月后逐渐增加运动强度和持续时间，高强度的体育锻炼会导致更大程度的体重减轻。

生活中有很多运动方式，如散步、慢跑、游泳等，其中的一些可以说老少皆宜，高血压、高脂血症患者不妨从中选择一项，长期坚持下去，这样时间长了，自然就能收到良好的效果。

专家提示

运动量太大反而会降低人的抗病能力。正常的运动应掌握每周 3~5 次，每次 20~30 分钟，运动前一定要做充分的热身活动。如在运动中有任何不适现象，应立即停止运动。

高血压、高脂血症患者运动项目的选择有规则

运动疗法对于高血压病、高脂血症有很好的辅助治疗作用，但由于不同的运动方式对血压、血脂的影响有所不同。所以高血压、高脂血症患者，一定要选择适合自己的运动项目。

至于选择适合自己的运动项目，则要根据以下几个基本原则：

1. 选择适合自己的运动方式

高血压、高脂血症患者可选择的体育运动项目很多，如散步、慢跑、体操、乒乓球、羽毛球、门球、爬山、游泳、太极拳、气功等，这些运动方式会对心肺系统产生一定压力，从而改善心肺的健康状况。患者可根据自己的病情、年龄、体力、爱好等不同情况，选择合适的项目锻炼。例如脑力劳动者因用脑频繁，易患高血压病、神经衰弱等疾病，可选择那些促进脑细胞发育，提高心肺功能的项目，如爬山、打太极拳等。

2. 选择运动强度相对较低的运动

高血压、高脂血症患者应以体力负担不大、动作简单易学、不过分低头弯腰、动作缓慢有节奏、竞争性不激烈的项目为主进行锻炼。如有氧运动，它是指运动强度相对较低、以有氧代谢为主要代谢形式的运动形式。常见的有氧运动包括散步、慢跑、爬坡、打太极拳、练气功、蹬功率车、游泳等。研究显示，一般高血压患者适当参加此类运动，60％左右的患者血压会下降或保持相对稳定。

3. 选择持续时间长的运动

运动消耗的能量是由人体内储备的糖和脂肪氧化供应的，长时间运动可更多消耗此类能量，如散步。与其他运动形式相比，散步这种中小强度的有氧运动可以消耗较多脂肪，这种运动往往是全身性的。如果在散步后不再加餐、摄入额外的热量，就能使体重减轻、脂肪减少。

专家提示

高血压、高脂血症患者在运动过程中要有意识地使全身肌肉放松，勿紧张用力，尽量不做憋气动作。不要做弯腰低头的动作，以免发生心绞痛、脑卒中等意外。

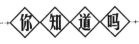

高血压、高脂血症患者运动中要注意哪些事宜?

高血压、高脂血症患者在运动时要注意以下事项:

(1) 勿过量或强度太大、太累,要采取循序渐进的方式来增加活动量。

(2) 注意周围环境气候:夏天避免中午艳阳高照的时间;冬天要注意保暖,防脑卒中。

(3) 穿着舒适吸汗的衣服:选棉质衣料、运动鞋等是必要的。

(4) 选择安全场所:如公园、学校等,勿在巷道、马路边。

(5) 进行运动时,切勿空腹,以免发生低血糖,应在饭后 2 小时再进行运动。

高血压患者宜选择的运动项目

一般来说,患高血压的人适合选择静心的活动,如跳舞、打太极拳、垂钓、适当爬楼梯等。

1. 跳舞

跳舞是一种集运动和娱乐于一体的活动,它不仅能增进友谊,增加交流,还能治疗许多疾病,并有明显的降低血压及其他高血压症状的作用。

实践证明，在繁忙的劳动或用完晚餐后，用适当的时间跳舞，可减少消化不良、肥胖、痔疮、高血压和动脉硬化等病症的发生，还可促进大脑更好地休息，有益于夜间睡眠。

同时，跳舞可使人体的神经、心血管、消化、泌尿、生殖系统都得到充分的锻炼。有高血压的人跳舞以慢步和中步为好。

此外，高血压患者进行舞蹈的时间要有所控制，宜每天1～3次，每次30～60分钟，运动量不宜过大，应注意循序渐进，量力而行，否则反而会使血压上升。此外，年老体弱者不宜选用动作过大和节奏过强的舞蹈。

2. 打太极拳

太极拳巧妙地融合了气功与拳术的长处，动静结合，在全身运动的基础上，尤其侧重腰脊及下肢的锻炼。如长期进行太极拳锻炼，不仅对骨关节、肌肉、神经、血管等运动系统有益，而且对内脏，尤其是心血管系统也有良好的影响。因此，有高血压的人可以经常打太极拳。

3. 垂钓

人在垂钓时，容易集中注意力，保持平和的心境。而且水边存在丰富的负氧离子，室外空气清新，这些外部环境也有利于让人心情平静。因此，垂钓可让人情绪稳定，有助于增强身体免疫力，对平衡血压也有辅助作用，是适于高血压患者的一种运动方式。

4. 甩手疗法

甩手是一种十分简易的锻炼方法，对于高血压患者、体弱者特别适宜，它有利于活跃人体生理功能、行气活血、疏通经络，从而增强体质，提高机体抗病能力。

甩手时，要双腿站直，全身肌肉尽量放松，两肩、两臂自然下垂，双脚分开与肩同宽，双肩沉松，掌心向内，眼平视前方。

甩手要全身放松，特别是肩、臂、手部，以利气血通畅，以腰腿带动甩手，不能只甩两臂，动腰才能增强内脏器官。甩手要自然呼吸，逐渐改为腹式效果更好，唾液多时咽下。烦躁、生气、饥饿或饱食时禁锻炼。甩手后保持站立姿势 1～2 分钟，做些轻松活动即可。

摆臂时，先让全身放松 1～2 分钟后，双臂开始前摆（勿向上甩），以拇指不超过脐部为度（即与身体成 45°），返回来，以小指外缘不超过臀部为限。如此来回摆动。

甩手要根据自己的体力，掌握次数和速度，由少到多，循序渐进，使身体能适应，才能达到锻炼的目的。

5. 步行方法

对于高血压患者来说，最好先以中等速度在比较平坦的道路上作长时间的步行，然后短时间以较快的速度走一段有小上坡的道路，如此交替进行，使身体逐渐适应这种负荷，提高耐受力。

6. 音乐疗法

音乐可以调节人体的神经功能，使人心情舒畅。但是，如长时间听节奏快、强烈刺激人体感官的音乐（如爵士音乐），可使耳内末梢神经紧张，血管微循环障碍，使人体血液循环失调引起血压升高。因此，高血压患者应该多听比较柔和的音乐。

7. 冷水擦身

高血压患者冷水锻炼的最好方式是冷水擦身。这是一种冷水少量多次地接触皮肤的锻炼方式，刺激强度不大，高血压患者的身体容易接受。开始冷水擦身时，水温不宜过低，以后再根据身体耐受程度逐渐降低一些。手法要轻，用力要均匀，先擦上半身，然后披上衣服坐下来擦下半身，切忌低头、弯腰和起身动作过猛。

8. 健身球疗法

健身球是一种简单的运动器械。其操作方法是：将一副铁球置于掌中，用五指拨动，使之依顺时针或逆时针方向旋转。旋转时，由于铁球与手掌皮肤的频繁摩擦，也会因静电及热效应的产生，起到增进血液循环、降低血压、治疗周身各部位疾病的作用。

专家提示

老年高血压患者在选择运动项目时，最好能听取专科医生的建议。在运动时配合做深呼吸，排出更多的二氧化碳，这样能使血管松弛，从而起到降压的作用。

降压降脂运动的"四佳"

每天坚持适度的体育运动，可让高血压、高脂血症患者控制其血压，保持稳定的血脂水平。那什么是适度的运动呢？

所谓适度的运动，就是把握好运动的时间与强度，具体如下：

1. 最佳时间

清晨人们容易出现脉搏加快、血压升高、心脏供血不足等情况，而在这段时间剧烈运动，会给心脏增加额外的负担，从而造成血管内部的血液凝固，形成血栓，诱发疾病。为避免高血压、高脂血症患者加重病情，清晨高血压、高脂血症患者不宜进行有一定强度的体育活动。如果要做活动量大、剧烈的运动，建议在下午2点之后或晚上进行。

2. 锻炼强度

很多人都想通过步行锻炼达到减肥、降脂、降血压和提高心肺功能的目的，但却往往不能如愿。主要原因是没有达到中等运动强度，这其中包含没有达到中等运动强度的量，没有达到中等运动强度维持的时间。可见，一定的运动强度和运动量对提高健身效果非常重要。

所谓中等运动强度，就是人最大心率的 70%～85%。例如一个人安静时的心率是 70 次/分，其他中等运动强度的心率大约是 130 次/分。换言之，就是感到呼吸加快，有点喘，但又可以与人正常交谈；若喘得无法正常交谈，即超过了中等运动强度。此方法简便易行，且适合不同年龄和不同体质的人。

3. 持续时间

掌握好了运动方式，还要掌握运动时间。运动最好是能坚持长期锻炼，每天的锻炼时间至少要达到 50 分钟，每周锻炼 4～5 次，这样坚持下去，那么你的健身就一定会出现效果。

4. 运动量的计算方法

请你计算自己的平均血压：平均血压＝舒张期血压＋（收缩期血压－舒张期血压）/3。

请你记下自己的年龄（周岁）、体重（千克）与身高（厘米）；将以上数据列成算式，便可计算精力：精力＝（700－3×脉搏数－2.5×平均血压－2.7×年龄＋0.28×体重）/（350－2.6×年龄＋2.1×身高）。也可以将运动心率控制在（170－年龄）左右，若年龄过大或患者，可据情况酌减至合适的运动量。

根据自己的精力数据，选择相当的运动量和运动项目，进行循序渐进的健身锻炼，这样才能达到强身健体的目的。

专家提示

运动要有强度，但不是越大越好，也不是越小越好。要略有强度。

散步——降压降脂的万灵运动

散步是日常生活中最简单又易行的运动方法，其运动量不大，但健身效果却很明显，而且不受年龄、体质、性别、场地等条件限制。常说"饭后百步走，能活九十九""百练不如一走"，足以说明散步在保健中的作用。

散步对各种年龄的人皆适用，特别是对于年龄较大的人来说帮助更大。因为他们的身体条件较差，肌肉软弱无力，关节迟钝不灵活，采用这种简单、轻快、柔和、有效的方式进行锻炼，更适宜。散步时平稳而有节律地加快、加深呼吸，既满足了肌肉运动时对氧的需要，又可对呼吸系统功能加以锻炼和提高。尤其是膈肌活动的幅度增加，可增强消化腺的功能。

近年来，有研究发现，较长时间的散步后，患者的舒张压可明显下降，症状也可随之改善。散步可在早晨、黄昏或临睡前进行，时间一般为 15～50 分钟，每天 1～2 次，速度可按每人身体状况而定。到户外空气新鲜的地方去散步，对防治高血压病是简单易行的运动方法。但散步时，需要注意以下一些事宜：

1. 身体要自然放松

散步前全身应自然放松，调匀呼吸，然后再从容散步。如果身体紧张，动作必僵滞而不协调，影响肌肉和关节的活动，则无法达到锻炼的目的。

2. 保持轻松的步履

散步时步履一定要轻松，状如闲庭信步，周身气血方可调达平和，百脉流通。散步时宜从容和缓，不要匆忙，百事不思。悠闲的情绪、愉快的心情，不仅能提高散步的兴趣，也是散步养生的一个重要方面。

3. 要循序渐进

散步须注意循序渐进，量力而为，做到形劳而不倦；否则，会过劳耗气伤形。

4. 散步的速度

散步的速度宜快步，即每分钟行 120 步左右。由于这种散步比较轻快，时间久了可振奋精神，兴奋大脑，使下肢矫健有力。还可走逍遥步，即指散步时且走且停，且快且慢，行走一段距离，停下来稍休息，继而再走；也可快步一程，再缓步一段。这种走走停停、快慢相间的散步，适用于病后康复和体弱多病的高脂血症患者。

此外，散步也宜从容和缓，不宜匆忙，更不宜琐事充满头脑，这样才可使大脑解除疲劳，益智养神。

总之，散步宜循序渐进，量力而行，做到形劳而不倦，勿令气乏喘吁。对高血压、高脂血症患者来说，尤应注意，否则就会有害身体。

专家提示

散步时，如出现气短或胸闷的情况，应立即休息。

高血压患者忌讳的运动

扭秧歌和冬泳，是许多人喜欢的健身运动，但如果你有高血压病，甚至高血压合并有冠心病、脑动脉硬化、糖尿病，就要对这些运动敬而远之了。

一般来说，扭秧歌时，鼓点节奏快而有力，人容易兴奋，兴奋使交感神经处于兴奋状态，此时会心跳加快，血压急剧上升。如果经常做这种运动，易造成脑血管意外或内脏损伤等。

冠心病、脑动脉硬化患者同样不适合扭秧歌。冠状动脉粥样硬化和脑动脉硬化多是由于血压过高，脂质在动脉壁沉积，血管弹性和容量降低引起的。因此，80％的冠心病患者都患有高血压病。如果心脑血管疾病患者仍随兴扭秧歌，可能会在兴奋时血压升高，使脆弱的脑血管破裂，发生意外。

但并非所有的高血压患者都不宜扭秧歌，如早期单纯高血压没有合并靶器官损害的老年人，如果没有冠心病，也没有心功能不全、心律失常、心肌肥厚等并发症，血压也控制得比较好，就可以扭秧歌。

冬泳是在强冷环境下的一种体育活动，身体在冷水的强冷刺激下，全身皮肤的血管发生急剧收缩，强迫表皮血管中血液回流内脏及深部组织，因而会引起血压的暂时升高。

如参加冬泳者为重度高血压患者，其血压会暂时性进一步升高，就很可能会发生脑血管破裂出血，脑卒中昏迷，甚至死亡。所以，高血压患者不宜进行强冷刺激的冬泳锻炼。但如果是轻微高血压患者以及过度紧张性高血压患者，则另当别论。

有些青少年高血压患者可参加冬泳。这是由于此种类型的高血压主要表现在收缩压的升高上，可达 140～150 毫米汞柱，而舒张压不高，一般没有头晕、头痛等不良感觉。

此外，过度紧张性高血压患者也可参加冬泳。通常情况下，过度紧张性高血压患者在减轻工作压力、合理安排生活、保证充分睡眠和休息之后，随着过度紧张状态的消失，血压就可恢复正常，这类高血压患者也可继续参加冬泳锻炼。

专家提示

冬泳时要严格控制刺激强度，严格遵循冬泳的科学方法和保健要求，应以自我感觉舒适为度，如有不适，立即结束冬泳。

高血压、高脂血症患者不宜做运动的几种情况

天气渐暖，出来运动的人越来越多。但作为高血压、高脂血症患者，你知道哪些情况下不宜做运动吗？

1.清晨不能做强烈的运动

清晨人们容易出现脉搏加快、血压升高、心脏供血不足等情况，而在这段时间剧烈运动，会给心脏增加额外的负担，从而造成血管内部的血液凝固，形成血栓，诱发疾病，

因此高血压、高脂血症患者早晨醒后，不要马上运动。如果实在想运动，就做一些轻微的运动，如散步、甩手等，慢慢加大活动量。

2. 空腹

高血压、高脂血症患者进行运动时，切勿空腹，否则会发生低血糖。一般来说，高血压、高脂血症患者在饭后 2 小时运动为宜。

3. 生病或不舒服时应停止运动

如果高血压、高脂血症患者身体有所不适，就不要再做运动，否则会加重病情。

4. 其他应激情况

如各种感染、心或脑血管病变尚未稳定、糖尿病酮症酸中毒或高渗性非酮症糖尿病昏迷的恢复期。

总之，在正常情况下，高血压、高脂血症患者应该坚持一定量的运动，哪怕是局部锻炼也会对健康有利。但要注意的是，运动方式和运动量要适宜。

专家提示

进行运动时，一定要穿着舒适吸汗的衣服，选棉质衣料、运动鞋等为宜。同时，要选择安全场所，如公园、学校等，勿在巷道、马路边。

高血压、高脂血症患者的运动误区

有时发现某些高血压、高脂血症患者在运动后突然死亡，这除了病情发展的原因外，也有不少是一些运动误区引起的。因而，高血压、高脂血症患者在运动后，最好要注意避免以下误区：

1. 立即停下来休息

一些高血压、高脂血症患者剧烈运动后，会立即停下来休息。事实上，运动时，人体的血液多集中在肢体肌肉中，由于肢体肌肉强力收缩，会使大量的静脉血迅速回流给心脏，心脏再把有营养的动脉血送至全身，血液循环极快。如果剧烈运动刚一结束就停下来休息，肢体中大量的静脉血就会瘀积在静脉中，心脏就会缺血，大脑也会因心脏供血不足而出现头晕、恶心、呕吐、休克等缺氧症状。因此，高血压、高脂血症患者刚结束剧烈运动时，应做些放松调整活动，如揉揉腿、做深呼吸等。

2. 大量饮水

很多人习惯在剧烈运动后大量喝水，这样一来会使脑组织固定在坚硬的颅骨内，脑细胞肿胀会引起脑血压升高，使人出现头疼、呕吐、嗜睡、视觉模糊、心律缓慢等水中毒症状。而且一次性喝水过多，胃肠会出现不舒适的胀满感。所以剧烈运动后，口虽渴，也不宜一次性喝水过多。

3. 马上降温

有些高血压、高脂血症患者运动一结束，就用电风扇吹风、进入空调室或在阴凉风口处乘凉或洗澡。这会带走身体很多热量，使皮肤温度下降过快，通过神经系统反射活动，引起上呼吸道血管收缩，鼻纤毛摆动变慢，降低局部抗病力量。因此，高血压、高脂血症患者剧烈运动后应先擦干汗液，等汗不再出时，再进行游泳或水浴较为妥当。

4. 立即喝啤酒

很多人习惯剧烈运动后，把啤酒当水大口大口地喝，这易使血液中尿酸急剧增加，导致脑卒中。

5. 立即吃饭

剧烈运动时，由于血液多集中在肢体肌肉和呼吸系统等处，而消化器官血液相对较少，消化吸收能力差，运动后需要经过一段时间，高速消化功能才能恢复正常。所以剧烈运动后如果马上吃饭，会降低人体对食物中营养的吸收能力。

专家提示

进行运动时，要注意周围环境气候。夏天避免中午艳阳高照的时间；冬天要注意保暖，防脑卒中。

老年高血压患者的运动防治操

如果你是老年高血压患者，又不想做剧烈的运动，那么，以下的运动防治操，可以让你既不费力气，又能锻炼身体。

1. 按头面

两手擦热，擦面数次，然后自额前两侧颞部向后至枕部，再沿颈部向下分按两肩转至额前，再向下按摩至胸部，反复按摩 20 次左右。

2. 甩手

先自然站立，然后自然放松摇动两臂，100～200 次为宜。

3. 按摩肚脐

用双手掌心交替轻摩肚脐，因肚脐上下有神阙、关元、气海、丹田、中脘等穴位，轻轻按摩有降压作用并能辅助治疗脑卒中。

4. 伸展四肢

两脚和两手伸屈运动目的是通过伸屈四肢活动，使存留四肢过多的血液迅速回流心脏，供给心脑系统足够的氧与血。此法可防急、慢性心脑血管疾病，并可增强四肢大小关节的灵活性。然后两腿慢慢下蹲成全蹲，两臂上提。此动作要反复做 5～10 次。

5. 平举运动

两脚自然开立，左臂前举，右臂侧举，然后左臂经下向外绕环至前举，右臂经下向内绕环至侧举，右臂和左臂重复上述动作。此动作连做 5～10 次为宜。

6. 捶背

两脚自然开立，两手半握拳由下向上，同时捶击腰背部；捶击腰背部时手法要轻柔，两拳再由上到下捶击 10 次。

7. 拍打胸部

两脚自然开立，上肢右转，同时带动两臂弯肘，右掌心在心前区拍打，左手背在后心区拍打。此动作连续做 10～15 次为宜。

8. 蹬摩脚心

仰卧，以双足跟交替蹬摩脚心，使脚心感到温热。因脚心有涌泉穴，被称之为"第二心脏"。蹬摩脚心可使全身血液循环，有舒体强身、疏通经络等功效。

以上这套运动防治操，对预防心脑血管疾病和增强各器官功能都有益处，只要坚持每日 2～3 次，每次 20～30 分钟，再配合药物治疗，就可收到较好的治疗效果。

专家提示

这套运动防治操并非对所有的人都适用，运动时要听从医生的建议。

第 7 章

每天好心情，远离高血压、高血脂

人们都说，心是人的万灵钥匙。每天有意识地笑笑，让自己高兴地对待每件事，不仅可以神清气爽，觉得生活越来越美，还能防病治病。尤其是对高血压病、高脂血症这类与心情变化密切相关的病症，好的心情就是最好的良药。

健康测试

你知道如何放松吗

放松是心理咨询的基础，是所有心理问题得到解决的开始，在人的心理健康过程中扮演着十分重要的角色。放松是一门学问，许多人不会放松，还有一些人甚至体会不到放松的感觉。焦虑、抑郁、恐惧等心理问题最大的特点就是紧张，包括生理的紧张和心理的紧张。

以下是一个小测试，可以检测出你是否会放松自己：

（1）你经常闭紧眼，放松自我吗？

（2）你时常听轻松一些的音乐吗？

（3）节假日，你去公园散步吗？

（4）你时常和他人聊天吗？

测试答案

如果以上 4 个问题，你全部回答"是"，那么你是一个会放松自我的人；如果有两个问题的答案是"不"，那么你就需要学会放松自我了。要知道，人不是机器，不可能每天都高度紧张地工作、学习和生活，必须有松弛休息的时候。

心理因素对血压、血脂的影响

人的血压和情绪有非常大的关系，高血压患者的情绪变化，常常导致血压产生不同程度的变化。如在紧张、忧愁、愤怒、悲伤、惊慌、恐惧、激动、痛苦、嫉妒等不良情绪产生时，人容易出现心慌、气急和血压升高等现象，甚至导致脑血管痉挛或破裂、脑卒中致死。所以高血压患者必须保持心境平和、情绪乐观，要避免情绪的大起大落。

同时人的血脂与情绪也有非常大的关系，特别是老年高脂血症患者。一般来说，老年高脂血症患者在离退休后，在药物和饮食习惯、生活方式不变的情况下，血脂浓度却明显下降甚至逐渐恢复正常。这是由于工作时易情绪紧张、争吵、激动，甚至悲伤，这些情绪均可增加儿茶酚胺的分泌，使游离脂肪酸增多，从而促使血清胆固醇、甘油三酯水平升高，抑郁会使高密度脂蛋白胆固醇降低。而老年高脂血症患者在离退休后，有一些业余爱好，如练字、绘画、艺术鉴赏，可使情绪稳定，精神进入一个宁静的境界。

由此可见，精神、情绪等心理因素对血压、血脂有一定程度的影响。如果患者思想负担很重，情绪极不稳定，终日忧心忡忡，则会使血压增高，血清胆固醇、甘油三酯水平升高，病情加重。因此，高血压、高脂血症患者一定要保持乐观的情绪，这样才有利于疾病的治疗和控制。

专家提示

高血压、高脂血症患者遇到不如意的事情，要避免正面冲突，遇事要想得开，随遇而安。

高血压患者的常见心理

高血压患者的心理表现是紧张、易怒、情绪不稳，这些又都是使血压升高的诱因。同时，血压升高又会影响人的情绪，让人情绪激动或过度紧张、焦虑。

高血压病一般分为三期，一般来说，第一期高血压时，患者的血压波动很大，忽高忽低，而患者的情绪往往随着血压的波动而变化，容易激动；第二期高血压时，随着高血压病的进展，不适的症状越来越多，如心悸、头痛加重等，这些都可能使患者的心理负担日益加重，更加急躁、易怒、易冲动；第三期高血压时，患者不仅血压继续保持更高水平，其心、脑、肾等内脏器官的损害也更加严重，以致失去了代偿能力。而心衰、肾衰和高血压脑病等不仅会加重患者的不适感，还会使其情绪更加不稳定。

由此可见，高血压患者易紧张、易怒、情绪不稳，但患者可通过改变自己的行为方式，培养对自然环境和社会的良好适应能力，避免情绪激动及过度紧张、焦虑，使自己生活在最佳境界中，从而维持稳定的血压。

专家提示

人感到委屈或精神受到重大刺激时，一定不要生闷气，要把不良情绪发泄出来。但要注意的是，压抑的心情得到发泄、缓解后就不要再哭了，否则对身体反而有害。

高血压患者心理调整四忌

良好的情绪能使血压、血清胆固醇、甘油三酯水平稳定，有利于疾病的治疗与健康的恢复。但是在我们身边，许多高血压患者却存在以下消极心理：

1. 不重视疾病

由于高血压病起病隐匿，病程缓慢不易发觉，虽有头晕等症状，但一经休息即可缓解，不能引起人们的重视。多数人还抱有"年岁大，血压自然有点高"的错误认识，更易忽视血压高带给自己的警告信号。

2. 不重视心理健康

高血压病是一种心身疾病，心理因素是导致高血压的重要因素。据一项调查发现，北京中年知识分子患高血压病的占 60％，而工人只有 16％。中年知识分子患病率高的一个因素就是工作的持续紧张。

3. 单纯依赖药物

很多人知道自己有了高血压病，也知道要服药治疗，但却认为药物是万能的，从而陷入单纯依赖药物的误区。事实上，在服用药物的同时，还应该保持良好的情绪。要知道，情绪激动时所伴随的血压升高，单用降压药的效果很差；如控制好情绪，甚至不用药，有时也可使血压明显下降。所以治疗高血压病，要重视心理因素，改变不良的生活方式。

4. 忽视辅助治疗

"生命在于运动"，这个道理大家都懂。只要坚持限盐、限脂、减体重、放松情绪，就可以预防和治疗高血压病。这道理大家也都懂，可是在生活中，身体力行的人却不多。所以要战胜高血压病，必须要重视辅助治疗，而且要持之以恒。

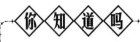

遇到悲伤的事能哭泣流泪的人，比独自生闷气、把悲伤埋在心里的人，得高血压、胃溃疡等疾病的概率低得多。在此心理学家提醒你：该哭你就哭吧！强忍着你的眼泪等于自杀。

你知道吗

Ａ型性格与高血压

Ａ型性格的人是指脾气比较大的人。这种人性格比较急躁，个性比较刚强。主要表现为：个性强，过高的抱负，强烈的竞争意识，固执，好争辩，说话带有挑衅性，急躁，紧张，好冲动，大声说话，做事快，走路快，说话快，总是匆匆忙忙，富含敌意，具有攻击性等；与之相对应的Ｂ型行为模式则表现为：安宁，松弛，随遇而安，顺从，沉默，声音低，节奏慢等。

目前，许多研究已经证明：高血压、冠心病等心脑血管疾病的发病率，具有Ａ型行为者明显高于Ｂ型，如Ａ型人格的人患冠状动脉硬化的比例比Ｂ型高出 5 倍。因此性格和心血管疾病有着密切的关系，初期可能是促发高血压，久而久之就可损害心脏、大脑、肾脏、眼睛等。在某种程度上我们也可以说性格决定健康。

高血压的发生是生物、心理、社会等多种因素综合作用的结果，Ａ型性格只是其中的一种诱因。但是如何避免Ａ型性格的形成，或者最大限度地减弱Ａ型性格的不良特性，对预防和治疗高血压病有着十分积极的意义。

高血压患者如何调节好自己的心理

随着人民生活水平的提高及不健康生活方式的影响，高血压病的发病率正以惊人的速度增长，其中一个主要的因素就是心理因素，也就是说心理因素可诱发加重高血压病。

既然心理问题严重影响疾病的治疗效果，为使血压控制水平更加理想，必须做好心理调节工作。

此外，有研究人员发现，高血压病也可引起心理的异常。小动脉痉挛使脑供血不足，脑缺血致中枢神经细胞发生营养不良、脑缺氧甚至脑水肿等，进而可引起脑部暂时性功能失调或神经结构的改变，出现心理障碍。如对周围事物缺乏兴趣，表情呆板，思维迟钝，行动缓慢；也可出现幻觉，精神运动性兴奋，可有自伤或自杀行为，严重时可致意识障碍。心理障碍的程度与高血压的波动、不稳定性有一定关联。

因此，高血压病的治疗应从心理方面入手。高血压患者如何调节好自己的心理呢？具体方法如下：

1. 避免紧张情绪

人处于紧张、忧愁、愤怒等不良情绪中时，可出现心慌、气急和血压升高，甚至导致脑血管痉挛或破裂、脑卒中致死。所以高血压患者一定要避免紧张情绪，可通过一些手工活动如绘画、书法、木工、雕刻等，使大脑得到休息，情绪稳定。当心情不佳、紧张焦虑时，可以改变一下环境，去欣赏一下大自然的美景，将注意力转移，达到精神松弛的目的。尤其遇到不如意时，要进行冷处理，切忌生闷气或发脾气。平时应多参加一些公益活动及娱乐和运动，以放松心情。

2. 消除猜疑心理

猜疑心理是人之常情，特别是高血压患者，稍有不适便神经过敏，就会猜疑血压是否上升了，是否发生并发症了，终日忧心忡忡。有的患者看了一些有关高血压病的科普读物，便对号入座，怀疑自己疾病加重，而且对医生的解释总是听不进去。事实上，这种心理不利于治疗，一定要消除。

3. 培养良好个性

人的个性也与高血压病的发生有密切关系，具有不稳定型个性的人长期紧张、压抑、忧虑，人际关系不和谐，所以易患高血压病。可见要想控制自己的血压水平，必须培养开朗、豁达的个性。

4. 学会给自己减压

部分高血压患者发现血压增高后，思想负担很重，情绪极不稳定，终日忧心忡忡，结果反而导致血压增高更多，病情加重。有的患者失去信心，不愿按时服药，不肯在食疗、体疗等方面进行配合。高血压病的治疗若能在药物治疗和非药物治疗的配合下，积极改变不良生活方式，病情是可以控制的。

专家提示

现代人最需警惕高血压的年龄段是中年，就是上有老下有小、承受较多生活压力的这部分人。对于他们来说，生活与工作压力是客观存在的，不可能消失也不可能逃避，人能够做的只有调节心理，改变自己。

五种疗法治高血压病

除了药物治疗外，高血压病也可用以下方法进行辅助治疗：

1. 园艺疗法

园艺疗法是让高血压患者在从事园艺活动时，迷人的绿色和花香，会给人带来喜悦的心情，使情绪升华，从而促进患者增强战胜疾病的信心，这样有助于减轻患者精神压力和忧郁，可降低血压，促进血液循环。

从事园艺活动既可吃到新鲜而有营养的食物，又可饱尝亲手栽培的乐趣，还可让肌肉得到锻炼。最重要的是，在园艺操作中能消除神经紧张和身体疲劳，促进血液循环。

2. 书画疗法

书画疗法是指通过练习、欣赏书法、绘画以达到治病养生目的的一种自然疗法。这种疗法降压作用主要与书画疗法可以调节情绪有密切关系。中医认为当人们绘画或者书法时，杂念逐渐被排除，因而可以使郁结的肝气得以疏解，上亢的肝阳得以下降，上升的血压得以降低。

如果你是高血压患者，可尝试一下这个方法。但要注意每次练习书画时间不宜过长，以 30～60 分钟为宜，也不宜操之过急。绘画时要注意自己的心情，若情绪不良时不必勉强，劳累之时或病后体虚，不必强打精神作画。饭后应休息片刻后再写字作画，饭后立即伏案不利于食物的消化吸收。

3. 色彩疗法

色彩疗法简称色疗，是指通过让患者目睹各种颜色，从而产生心理刺激，以促进疾病的痊愈。但需要注意的是，不同的患者应该采用不同的色彩配合治疗，如高血压患者要多用蓝色、绿色等颜色进行色疗。由于绿色是一种令人感到稳重和舒适的色彩，具有镇定神经系统、平衡血压的作用，可以使人呼吸变缓，心脏负担减轻，从而降低血压。蓝色是冷的、安静的，也可减低血压，减轻疼痛，给人安静、和谐。但患有精神衰弱、抑郁病的患者不宜接触蓝色。

4. 音乐疗法

所谓音乐治疗并非大多数人认为的随便听听音乐，让患者身心放松那么简单随意，它是一种辅助疗法，是通过生理和心理两个方面的途径来治疗疾病。音乐治疗有严格的要求，它是利用经过选择的、有治疗保健性质的音乐，达到治疗患者的目的。

对于高血压患者来说，听抒情的小提琴乐曲，可使血压降低 10～20 毫米汞柱。因此，音乐疗法适于高血压病的辅助治疗。不过，要选择镇静型的音乐，这样才可帮助人放松甚至催眠，可用于高血压患者或是失眠患者。

5. 修身养性疗法

一般来说，轻度血压升高的高血压患者无需服用降血压药物，单独心理治疗就可起到降血压目的。治疗措施主要针对造成紧张、压抑的心理因素，要加强自身修养，改正不良个性，提高心理素质；切忌不要情绪失调、暴躁，那样身体就会慢慢衰弱。所以高血压患者一定要逐步调节自己的脾气、习气和个性，保持比较稳定的情绪。

以上是高血压病的辅助治疗方法，高血压患者如果想有一个较好的治疗效果，在服药治疗的同时，最好要配合使用以上的这些方法来同步治疗。

专家提示

生活中，如果你遇到烦恼，郁闷不解时，可以试着改变目前所处的环境，此法对高血压病的治疗有显著的效果。

高血压患者的疏泄疗法

所谓疏泄疗法即通过一定的方法改变人的情绪和意志，以此来解脱不良情绪带来的痛苦。此方法特别适用于高血压病的辅助治疗。

众所周知，当人们遇到这样或那样的精神创伤、长期不良情绪的刺激、挫折或打击后，不但会因为心理、生理反应促使心跳加快，血压升高，而且可诱发高血压病，这是一个不争的事实。但让人不可思议的是，同样面对精神创伤或刺激，如果让人们将内心积郁的各种心理因素疏泄出来，即使是高血压患者，也会保持血压的稳定。可见，疏泄疗法是对高血压病有显著疗效的一种治疗方法。

一般来说，常用的疏泄办法有以下 4 种：

1. 大哭一场

哭可以将身体内部的压力释放，将压力产生的有害化学物质及时排出。生活中常见这样的事例，某人由于某事，过于痛苦，劝其大哭一场后，心理压力就会明显减轻。

2. 多向他人倾诉

有的人遇到不快乐的事，喜欢去找朋友聊聊天，这是不错的一种心理治疗方法。因为向自己最亲近或要好的朋友谈心，诉说委屈，发发牢骚，可消除心中的不平之气。所以当你心中有不平之事，要及时向知心朋友倾诉，千万不要闷在心里，以致气郁成疾，血压升高。

3. 培养业余爱好

经常看电影、电视、读书、绘画、练书法、唱歌、跳舞等，都可以把心中郁积的能量释放出去，从而消除生活上的压力，促使人的情绪好转。所以你不妨常常放声歌唱，这样可解除所有烦闷。

4. 在运动中疏泄不良情绪

在情绪低落时，人们往往不爱运动，事实上越不活动，情绪越低落。所以心情不好时，一定要多运动，因为身体活动也可以改变情绪状态。例如走路的姿态，昂首挺胸，加大步伐及双手摆动的幅度，提高频率走上几圈；或者通过跑步、干体力活等剧烈活动，可以把体内积聚的能量释放出来，使郁积的怒气和其他不愉快的情绪得到发泄，从而改变消极的情绪状态。

除了上述方法，疏泄不良情绪的方法还有很多，其中比较有效的是远离不良环境，这样可避免接触强烈的环境刺激。

专家提示

有些男人存在不良情绪也不肯哭，认为没面子，这样对身体不好，要记住"男人哭吧不是罪"。只有情绪得到发泄，才会更积极地迎接每一天。

高血压病的心理保健操

高血压病一般都是用药物治疗，如果你用药治疗不是太理想的话，可以尝试一下其他方法，如心理保健操。

高血压病心理保健操的具体方法与步骤如下：

（1）坐在椅子上，全身放松，双脚分开与肩同宽，神情要自然。

（2）双手平放于头部，左手放于头的左半部，右手放于头的右半部，左右手的中指分别压在头部正中的百会穴。

（3）双手分别从左右经面部、前胸、腹部、大腿、小腿、脚部按摩下去，双手在面部时 10 个指头朝上。双手在胸部时，左右两手的 5 个指头相对。双手在腹部、大腿、小腿和脚部时，双手的 5 个指头也是相对的。双手从头部在向胸部、腹部、大腿、小腿、脚部按摩，并且要默念"血压下降"。

双手从头顶沿着面部、胸部、腹部、大腿、小腿、脚部按摩的速度要均匀。从头部到脚部移动按摩的时间大约 20 秒钟。心中默念"血压下降"，分别在面部、胸部、腹部、大腿、小腿、脚部各 1 次。

双手由头部向脚部方向移动按摩共 9 次，每次大约 20 秒，9 次大约 180 秒，即约 3 分钟。

（4）双手由面部向脚部移动按摩 9 次后，口中念出或心中默念"心平气和，血压下降"，连续念 3 次。

（5）双眼轻轻微闭，想象正在下毛毛细雨，雨水由头顶、脸部、前胸、后背、腹部、腰部、臂部、大腿、小腿直到脚部，然后通过脚心的涌泉穴，把高血压的病气排出。想象病气入地三尺，在整个想象雨水从头顶到涌泉穴流下的过程中，口中念或心中默念"血压下降"。想象一次的时间大约为 5 秒，共想象 9 次，总计约为 45 秒。涌泉穴在脚板心前一点，脚的二趾和三趾之间的凹陷处。

（6）慢慢睁开双眼，右手从右大腿向右下轻甩下去，同时口中念或心中默念"血压下降"。每次约 3 秒钟，共 3 次，约 9 秒钟。然后左手从左大腿向下甩下去，同时口中默念"血压下降"。每次 3 秒钟，共 3 次，约 9 秒钟。总计约 18 秒钟。

（7）双手放在膝盖上，口中念或心中默念"心平气和"3 次即可。

以上是高血压病的心理治疗操，你每天最好做 3 次，上午、下午、晚上各 1 次。每次大约 5 分钟，一天 3 次共计约 15 分钟。这样坚持下去，你的血压不会再居高不下。

专家提示

高血压病是一种很常见的疾病，有关高血压病的发病机制还不完全清楚。但对于此病的治疗，一定要长期坚持。

高血压、高脂血症患者逃避情绪刺激有方法

人生百态，人生活在这个世界上，难免有烦恼，高血压、高脂血症患者更是如此。事实上，有了烦恼没什么，关键是如何避免自己的情绪受到刺激。这一点看起来不易，但只要你按以下的方法去做，其实也不难：

1. 保持充足的睡眠

经常作息颠倒、长期熬夜的人，通常情绪也不稳定。因为晚上11点至凌晨1点，是脏腑气血流动的时间，这段时间，血回流到肝脏准备储存精气（能量），如果不睡，等于强迫肝继续分解工作，能量无法被贮藏，肝盛阴虚，阴阳失和。人的肝火上升，容易疲倦、气虚体弱，血压、血脂水平就会高。

2. 学会倾诉

心理专家认为，心理有问题的人，不能将自己内心的东西表现出来，这些不被表现出来的东西将摧毁患者；如果能将自身内心的东西表现出来，那么这些被表现出来的东西将拯救患者。因此，有抑郁、焦虑等心理问题的人，要多向朋友倾诉。

3. 时常美化环境

心境和环境是紧密相关的。如果平时把房子打扫干净，买一些温馨的小饰品带回家，让房子变成美丽的家，心情就会变得很快乐。这是因为一成不变的气氛很容易让人心灰意冷，改变居家的面貌可使人的精神面貌焕然一新。所以有时间的时候，你一定要好好装饰家里，买几盆花，种种草，植物的生长总是给人带来希望和活力。

4. 放松身心

现代人的情绪困扰常常来自于刺激过多、诱惑过多，因而要想有一个良好的情绪，必须远离诱惑、欲望，让自己的身心彻底地放松平静下来。每天多听一些舒缓优美的音乐，让自己渐渐进入沉静的状态里，这样你的心胸自然会开阔起来。

5. 日常生活有条不紊

日常生活动作不急不缓，先气和再心平，要有条不紊。因为如果气的运行紊乱，不够自然顺畅，身心都易致病。如何才能先气和再心平呢？只要日常生活中，行、住、坐、卧都能保持不急不缓的动作，让呼吸匀称有序，就自然会气和心平了。

6. 运动量不要太大

尽量从事温和运动，如练太极、气功或元极舞，这些都是不错的静心运动。要知道，太激烈的运动造成大量流汗，运动消耗大，流失大量体液等于流失大量体力，心情也易烦躁不安。

由此可见，避免情绪刺激的方法有很多，但需要注意的是，要根据自己的具体情况，选择适合自己的治疗方法，这样才能有效地避免不良情绪的刺激，从而有利于疾病的治疗。

专家提示

抑郁是一种不良情绪，是因精神受压抑而产生的消极情绪状态。突出特点是看任何问题都从消极、悲观的角度出发，遇事爱往坏处想，容易丧失信心；不愿与他人交往，离群索居，少言寡语。

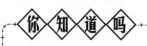

情绪的芳香疗法

日常生活中，香味能对人的情绪起到很大的影响。气味学家的研究表明，香味对于调节人的情绪、治疗疾病、保护人体身心健康，具有非常重要的作用。

（1）薰衣草是失眠症患者的良药，它的味道能够改善抑郁症状，祛除紧张，平息肝火。

（2）香橙的味道会提高工作效率，消除上班族在办公室压抑气氛中产生的紧张、不安感；柚子味有制怒作用。

（3）浓郁的姜味可提高应变能力，消除疲劳，增强毅力。

高血压、高脂血症患者切忌情绪焦虑

焦虑是一种情绪反应，主要症状是：神经过敏，紧张不安，急躁，有时出现心悸、呼吸短促等感觉。人人都有焦虑情绪，这种情绪一般来说是一种正常的反应；但是这种情绪持续时间比较长的话，就有可能带来生理上的反应，像失眠、慢性疼痛、胃肠功能紊乱、心血管功能紊乱，从而引发高血压、高血脂等疾病。因此，高血压、高脂血症患者一定要远离这种情绪。

当焦虑情绪亮红灯，高血压、高脂血症患者该如何远离它呢？

1. 了解焦虑原因

对于引起焦虑的原因要有一定的了解，没有人会毫无缘由的焦虑。但无论是什么原因引起这种不良情绪，了解原因之后，都可以改变或减少焦虑情绪。

2. 做放松训练

有焦虑情绪的时候，可以适当地做一些放松训练，如深呼吸、逐步肌肉放松法等。深呼吸的具体方法为：保持一种缓慢均匀的呼吸频率，如缓慢吸气，稍稍屏气，将空气深吸入肺部，然后缓缓地把气呼出来。在深呼吸时，应该可以感受到自己胸腔和腹部的均匀起伏。

此外，也可让肌肉放松下来。方法为：由头面部开始，逐步放松肌肉，直至全身肌肉都放松下来，最后达到心身放松的目的，并能够对身体各个器官的功能起到调整作用。

3. 唱卡拉 OK

周末和一群朋友去唱唱卡拉 OK，既可以缓解一周工作的疲劳，也可放松身心，消除工作与生活中的焦虑情绪。

总之，在现代社会中，焦虑似乎无处不在。当出现过分的焦虑时，我们要学会通过适当的放松来调节，从而减轻自己的焦虑情绪，平静从容地面对生活中的烦恼，这样才有利于我们身体的健康。

专家提示

焦虑、烦躁的情绪有很大一部分来源于担心、害怕。但只要合理地安排工作和生活，分清轻重缓急，就会有效地缓解这种害怕带来的焦虑。

高血压、高脂血症患者要学会放松自我

很多高血压、高脂血症患者都知道，在生活中，应该劳逸结合。但可悲的是，许多人恰恰就不知道怎么劳逸结合，以为吃夜宵、打一通宵的麻将就是休息。其实真正的休息是心灵的休息和放松。

那什么样的方式能让心灵休息和放松呢？下面是几种放松的方法：

1. 暖流法（自我催眠法）

想象有一股暖流从头顶流下来，缓慢而舒适地流下来……

暖流流过你的头顶，让你的头皮放松……头盖骨也放松……流过你的眉毛，让眉毛附近的肌肉放松……放松耳朵附近的肌肉……

暖流流过脸颊附近的肌肉……放松下巴的肌肉……你的下巴平时承担了吃饭和说话的压力，现在把它彻底放松下来……

你的整个头部都沉浸在暖流里，温暖而舒适的暖流，让你的头部如此放松、安静……

总之，要想象这暖流流遍你的全身，流过你的左腿……流过你的右腿……让你腿上的肌肉一股一股地放松。想象时，你要保持深呼吸，每一次呼吸的时候，你会感觉自己更放松、更舒适……

这种方法适用于平时压力过大的高血压、高脂血症患者。

2. 积极放松法

把注意力放在呼气上，感觉空气流出你的鼻腔……

专心地呼气，就像要排出体内废物的感觉……

每一次呼气，都将兴奋、紧张释放出……

每一次呼气，都将压力吐出去……

现在，把所有废物、毒素都彻底地排出去……

轻松地呼吸，你进入了更深沉、更深沉的放松状态。外界的事物开始慢慢地离你越来越远，越来越远……心灵变得很宁静……

在你认为可以的时候，睁开眼睛，就会自动恢复清醒的意识状态，此时你的身心也会自行调整到最佳状况。

以上的自我放松方法可以说是简单易学，立竿见影，只要勤加练习，就能解决一般的心理困扰。所以，不妨试试！

专家提示

痛苦、愤怒通过增加外周血管阻力而升高舒张压，恐惧则通过增加心输出量而使收缩压升高，所以说高血压病心理放松治疗非常重要。

第 8 章

中医调养与保健，健康在身边

中医向来是神秘而伟大的，对于身体的不适与疾病，只需用日常生活中最常见的食物或药草，按照一定的比例搭配；或者在身体的特殊部位按摩、针灸，就可以减轻病痛，远离疾病。对于高血压、高血脂这类"文明病"，中医的日常保健也可有较好疗效。生活中哪些常见的饮食、药草可减轻高血压、高血脂的病痛呢？看看中医专家的分析吧。

健康测试

高血压病、高脂血症患者如何养生

高血压病、高脂血症是一种常见病，如果不幸得了高血压病或高脂血症，除了用药物治疗外，还需自我调养，但你知道如何进行养生吗？下面的小测试，可以检测出你对养生的了解程度：

（1）你知道中医对高血压病、高脂血症的病因是如何看待的吗？

（2）你认为高血压病可以通过按摩调养吗？

（3）你觉得洗脚可以降压吗？

（4）你了解降血脂有哪些中药吗？

（5）你知道高血压、高脂血症患者在冬天如何进行自我护理吗？

测试答案

如果以上4个问题，你全部回答"不"，那么你缺少这方面的常识；如果以上4个问题，你全部回答"是"，就意味着你对这方面的知识掌握得比较多。

中医看高血压病、高脂血症

高血压病、高脂血症是威胁中老年人健康的重大杀手之一，随着人们生活水平的提高，其发病率明显上升。对于这样的"杀手"，中医自有其独到的见解。其具体观点如下：

1. 中医对高血压病的认识

高血压是指人体收缩压高于 140 毫米汞柱，舒张压高于 90 毫米汞柱，属中医学"头痛、眩晕、肝阳上亢"等范畴。

关于此病的病因病机，中医认为，本病可由内伤虚损、饮食失节和精神因素等所致。

（1）内伤虚损：如疲劳过度，或年老肾亏，由于肾阴不足，肝失所养，肝阳偏亢，内风易动。

（2）精神因素：长期精神紧张或恼怒忧思，可使肝气内郁，郁久化火，耗伤肝阴，阴不敛阳，肝阳偏亢，上扰头目。肝火可灼伤肝肾之阴，导致肝肾阴虚。

（3）饮食失衡：经常食用肥甘厚味，或饮酒过度以致湿浊内生，湿浊久蕴可以化热，热又能灼津成痰，痰浊阻塞脉络，上扰清窍，也能发生本病。

以上各种因素相互作用，相互影响，以致机体阴阳消长失调，特别是肝肾阴阳失调。因为肝肾阴虚，肝阳上亢，形成了下虚上盛的病理现象，故见头痛、头晕等症，从而影响血压的水平，形成高血压。

2. 中医对高脂血症的认识

中医认为，长期饮食失当，缺乏运动，情志刺激过多以及膏脂转输、利用、排泄失常的因素可使血脂升高，其病因具体如下：

（1）饮食不节：长期饮食失当，或酗酒过度，损及脾胃，致使饮食不归正化，不能化精微以营养全身，反而变生脂浊，混入血中，引起血脂升高。前者为实证，后者为虚中夹实证，这是二者不同之处。

（2）缺少运动：生性不爱动，或因职业工作所限，终日伏案，多坐少走，人体气机失于舒畅，气郁则津液输布不利，膏脂转化利用不及，以致生多用少，沉积体内，浸淫血中，因此血脂升高。

（3）情志刺激：思虑伤脾，脾失健运，或郁怒伤肝，肝失条达，气机不畅，膏脂运化输布失常，血脂升高。

（4）阴虚燥热：消渴、水肿、胁痛、黄疸、癥积等证，不愈消渴证基本病机属阴虚燥热。水肿日久，损及脾肾，肾虚不能主液，脾虚失于健运，以致膏脂代谢失常。胁痛、黄疸、癥积三者皆属肝胆之病，肝病气机失于疏泄，影响膏脂的敷布转化；胆病不能净浊化脂，血脂就会升高。

以上是中医对高血压病、高脂血症病因与病机的认识，中医对这两种病的看法，对这两种病的治疗，有着十分重要的指导意义。

专家提示

现代社会许多人工作压力很大，整天伏案工作。在此，要提醒你的是，不管工作多忙，都要注意多运动，多进行体育锻炼。

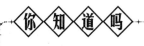

针灸能治疗高血压病吗？

针灸能治疗高血压病吗？答案是肯定的。因为针灸对单独性肥胖合并高血压患者，具有很好的效果，并对血压、植物神经功能、脂质水平及能量代谢也有良好的调整作用，其中耳针心穴即时降压作用特别明显。近期研究发现，针灸治疗高血压病的有效率为63.3％，对Ⅱ、Ⅲ期高血压患者左心功能改善的即时效应明显，对正常左心功能无明显影响。

针灸治疗高血压病的取穴方法多按中医辨证分型施治。中医阴阳学说认为，高血压为肝肾不足，水亏木旺，虚阳亢盛所致。复溜、太溪穴属足少阴肾经，可补益肾阴，滋水涵木；足三里穴是常用保健穴，可防止虚阳上亢，与足厥阴经的太冲穴相配，起平肝降逆作用。针灸（针刺）此四穴，可相互配伍，起滋水降火、平肝潜阳作用，控制血压之功效。有些针灸疗法则不按辨证取穴，如取穴风池、百会、合谷、阳陵泉等，有一定疗效。艾灸足三里、绝骨、涌泉或石门等穴，也有一定降压效果。其他如曲池、三阴交、内关、行间、人迎、大陵、肝俞、中封等穴位，也有降低血压的作用。脑卒中后，用针灸治疗偏瘫、失语等症最为普遍，均有一定疗效。

调养高血压病，按摩有妙方

高血压病是中老年人的常见病。此病既可用药物治疗，也可根据中医的平肝息风理论，对人体的太阳、百会、风池等穴位进行按摩。对一些重要穴位或部位进行按摩，有调节神经血管的舒缩作用，可解除小动脉痉挛，而且能疏通气血，调和阴阳，对预防和治疗高血压病有着明显的作用。如我们的耳背处有一"Y"形的凹沟，位于对耳轮上、下脚及对耳轮的耳郭背面。经常按摩耳背，对于降血压有一定的疗效。

用按摩法治疗高血压病，除了按摩耳背降压沟外，还可按摩百会穴和拇指等部位。具体按摩方法如下：

1. 按摩涌泉穴

每晚温水足浴后，坐于床上，用左手心按摩右足心，用右手心按摩左足心各 100 次，每日 1～2 次。此法有降压健身之效。

2. 按摩百会穴

百会穴位于头顶的正中央，用右手掌紧贴百会穴顺时针旋转，一圈为一拍，每次至少做 32 拍。此法可以宁神清脑，降低血压。

3. 按揉太阳穴

用双手食指、中指指腹同时按摩双侧太阳穴，顺时针旋转 20 圈，再逆时针旋转 20 圈。按摩此穴可清脑明目，疏风解表，降压止痛。

4. 按摩拇指甲

高血压患者可坐，也可卧，先用右手的拇指与食指，捏住左手的大拇指末端的指甲与指腹，转动揉搓 50 次，然后自指甲远端向指根方向慢慢地推揉 50 次；两手交换同样按摩。每日清晨醒后、午睡前和就寝前做 3 次，坚持下去，可达到降低血压的效果。

5. 按摩足三里穴

高血压患者坐于沙发上，膝屈曲 90°，分别用左右手的中指端，按揉左右小腿的足三里穴，旋转按摩 30 次。这样做可引血下行，降低血压，同时还调理胃肠，健脾养胃。

专家提示

自我按摩降血压，疗效因人而异，因此是否停服降压药，应听取医生的意见。

降脂降压汤三则

高血压病或高脂血症的表现主要为头痛、头胀、心悸、失眠、眩晕。不过每一种症状的发生都有其不同的病因、病机，而不同的症状可以由相同的病因和病机引起。但无论是哪一种症状，我们都可以用美味汤调理：

1. 复方降脂汤

材料：丹参 15 克，首乌 15 克，黄精 15 克，泽泻 15 克，山楂 15 克。

制作方法：将上述材料一起用水煎服，每日1剂，日服3次。

功效：高血压、高脂血症患者可多服用此方。因为该方不但有较好的降脂效果，尤其对降低血清总胆固醇、甘油三酯的效果更为显著，而且还有扩张血管、增加冠脉流量、润肠通便作用。

2. 海带降压汤

材料：鲜海带15克，燕窝15克，干紫菜15克，豆腐250克。

调料：大葱5克，姜3克，盐5克。

制作方法：海带用清水洗净，浸淡，切丝；燕窝用水浸过，去毛；紫菜洗净。

将上述材料放入煲内，加入适量清水，煮沸后加少许姜葱和盐调味，最后放切成小方块的豆腐，再煮片刻即可食用。

功效：高血压患者可服用此汤。汤中的海带性味咸寒，含有大量的甘露醇，甘露醇与碘、钾、烟酸等协同作用，可防治动脉硬化、高血压、慢性气管炎、慢性肝炎、贫血、水肿等疾病。海带中的优质蛋白质和不饱和脂肪酸，对心脏病、糖尿病、高血压有一定的防治作用。因此，中医认为海带具有软坚、散结、消炎、平喘、通行利水、祛脂降压的功效。紫菜营养丰富，含碘量很高，并含有一定量的甘露醇，可作为治疗水肿的辅助食品；紫菜所含的多糖具有明显增强细胞免疫和体液免疫功能，可促进淋巴细胞转化，提高机体的免疫力；可显著降低血清胆固醇的总含量，有助于高血压、高血脂等病的防治。汤中豆腐的蛋白质含量丰富，而且豆腐蛋白属完全蛋白，不仅含有人体必需的 8 种氨基酸，而且比例也接近人体需要，营养价值较高；有降低血脂，保护血管细胞，预防心血管疾病的功能。

3. 杜仲茶

材料：杜仲叶适量。

制作方法：将杜仲叶洗净，用适量水煎汁，去渣留汁。

功效：杜仲茶不但能减少体内脂肪，具有减肥的功效；还可抑制高血压，提升低血压。

除以上汤饮外，高血压、高脂血症患者也可经常喝乌龙茶。因为乌龙茶是半发酵茶，几乎不含维生素 C，却富含铁、钙等矿物质，含有促进消化酶和分解脂肪的成分。

（专家提示）

喝降压降脂茶的最佳时间是饭前、饭后，此时喝，可促进脂肪的分解，使其不被身体吸收就直接排出体外，防止因脂肪摄取过多而引发肥胖。

洗脚能降压

脚是人体的"第二心脏"，民间有"天天洗脚，胜过吃药"的说法，可见洗脚有时可以成为治疗疾病的辅助手段。对高血压患者而言，每天科学地洗脚可明显降低血压。

众所周知，脚距离心脏最远，是循环的末梢部位。足底有诸多穴位，如果对足部进行适宜的足浴，可促使足部及小腿的血液通畅，让各个穴位的气血通达，起到降压的功能。

如果想用洗脚的方法降压，一定要注意以下几点：

1. 水温适宜

一天的奔波劳累，会使血流瘀滞，穴道凝阻，所以到晚上时，最好能用温水泡一下脚。水温宜在40℃～50℃。一开始，不要太多的水，浸泡几分钟后，再加水至踝关节以上，水温保持在60℃～70℃，两脚互相搓动，以促进水的流动。

此法可使血管扩张，血流畅行无阻，气血通达，血压自然会有所下降。

2. 按摩足部

用温水泡脚的同时，还可按摩足部。如何按摩足部呢？一般可把两个脚心相向置于床上，左手搓右脚心，右手搓左脚心；也可用中指或食指指端由脚心向脚趾方向做按摩，每次100～200次，以按摩部位发热为度，两脚轮流进行；还可用一手掌反复搓脚心15分钟。

脚部的"高血压点"位于脚掌大拇指根部横纹中央，用两手的大拇指按压此处6秒钟，一天10次，可明显降低血压。按摩时两脚交替进行，并持之以恒，可起到良好的保健作用。

3. 添加适当的中药

芥末煮水洗脚可降血压。将 80 克芥末面放在洗脚盆里，加半盆水搅匀，用炉火煮开，稍凉后洗脚。每天早晚 1 次，数天后血压就可下降。

我们每天都要走路、奔跑、站立……双脚陪伴我们度过了很多疲倦时刻，懂得关爱自己的你，晚上回家的时候，一定要不忘记泡泡脚，按摩一下脚部穴位。即使你没有高血压，也可以强身健体。

专家提示

足部按摩简便易学，可采取多种方法，只要感到舒适即可。但在按摩前，一定要先将双手搓热。

降压降脂药茶14 方

由于茶叶所含的茶多酚具有抗癌、降脂降压、抗衰老作用，茶叶所含的儿茶素和维生素 C、维生素 P 还可增强血管的柔韧性，降低血中胆固醇，防止脂肪在肝脏积累和防止动脉硬化。因此，正确地饮些草药茶可起到降压降脂的作用。哪些草药茶具有降压降脂的作用呢？

1. 首乌茶

材料：首乌 20～30 克。

制作方法：将首乌洗净，切片，加水煎煮 30 分钟后，待温凉后当茶饮用，每天 1 剂。

功效：首乌具有降血脂、减少血栓形成的功效。血脂增高者常饮用首乌茶，疗效会十分明显；不过痰饮较盛、舌苔厚腻者不宜服用。

2. 柠檬茶

材料：苹果1个，红茶3克，柠檬1个，白糖适量。

制作方法：将苹果洗净，切块，用榨汁机榨汁；红茶用沸水冲泡，倒入杯中，加入苹果汁，搅匀，将洗净的柠檬切片，取2～3片放入杯中，加入适量白糖，浸泡15分钟即可饮用。

功效：此茶醒脾开胃，祛暑生津。可用来治疗消化不良、暑热烦渴及冠心病、高血压病。

3. 山楂银耳茶

材料：山楂50克，水发银耳25克。

制作方法：将山楂洗净，加入适量清水煎煮，煮沸后加入水发银耳稍煮，待凉后饮汁即可。

功效：此茶健脾和中，开胃消食，用于食欲不振、食积不化及冠心病、高血压病。

4. 玉米须茶

材料：玉米须25～30克。

制作方法：将玉米须洗净，用沸水冲泡，代茶饮。

功效：玉米须具有降压降脂的作用。如果患者是因肾炎引起的水肿和高血压，可多饮此茶，疗效将更为明显。

5. 荷叶茶

材料：鲜荷叶半张。

制作方法：将鲜荷叶洗净，切碎，加适量水煮沸，放凉后代茶饮用即可。

功效：荷叶的浸剂和煎剂具有扩张血管、清热解暑、降血压的作用。

6. 槐花茶

材料：鲜槐花蕾适量。

制作方法：将鲜槐花蕾洗净，晾干，用沸水浸泡后代茶饮。

功效：槐花具有收缩血管、止血的功效，具有降低血压的作用。不过槐花性味偏寒，脾虚便溏者慎用。

7. 山楂茶

材料：鲜嫩山楂果1～2枚。

制作方法：将山楂果洗净，切片，用沸水浸泡饮用，每日数次。

功效：山楂具有助消化、扩张血管、降低血糖和血压的作用。经常饮用山楂茶，对治疗高血压病具有明显的辅助疗效。

8. 菊花茶

材料：甘菊3克。

制作方法：将甘菊放入杯中，冲入适量沸水，代茶饮，每日可喝3次。也可用菊花加金银花、甘草同煎代茶饮用。

功效：此茶具有平肝明目、清热解毒的特效，可有效治疗高血压病、动脉硬化症。

9. 葛根茶

材料：葛根 30 克。

制作方法：将葛根洗净，切薄片，加水煮沸后当茶饮用。

功效：葛根可改善脑部血液循环，对缓解高血压引起的头痛、眩晕、耳鸣及腰酸腿痛等症状有明显效果。

10. 莲子心茶

材料：莲子心 12 克。

制作方法：将莲子心洗净，晾干，用沸水冲泡后代茶饮，可每日早晚各饮 1 次。

功效：尽管莲子心味苦，却具有良好的降压去脂功效。高血压患者可以经常饮用，不过平时食欲不振、大便稀溏的患者不宜饮用。

11. 决明子茶

材料：决明子 15～20 克。

制作方法：将决明子洗净，晾干，用沸水冲泡，每天数次代茶饮用。

功效：决明子具有降血压、降血脂、清肝明目的功效。经常饮用决明子茶可治疗高血压病，脾虚便溏者不宜饮用。

12. 桑寄生茶

材料：干桑寄生 15 克。

制作方法：将干桑寄生放入适量清水煎煮 15 分钟后饮

用，每天早晚各饮用 1 次。

功效：桑寄生可补血，用桑寄生煎汤代茶可有效辅助治疗高血压病。

13. 丹参茶

材料：丹参 2～3 克。

制作方法：将丹参洗净，切片，用沸水浸泡代茶饮。

功效：丹参具有扩张微血管，改善微循环，降低血液黏度，抑制血小板和凝血的功能；饮用丹参茶可激活纤溶，对抗血栓形成；同时也可调节血脂，抑制形成动脉粥样硬化斑块；高血脂、高血压患者可常饮。

14. 双桑茶

材料：桑枝、桑叶、茺蔚子各 15 克。

制作方法：将上述材料洗净，晾干，研成细末。放入保温瓶中，冲入沸水适量，盖闷 10～20 分钟后代茶频饮。

功效：具有祛风，清热，活血，明目的功效。

专家提示

服用以上草药茶，还应注意：①药量不宜过大，否则会增加药物的不良反应；②如果出现不良反应，应立即停用；③药茶只能起到保健、预防和辅助治疗的作用，病情重时一定要去医院就诊。

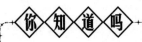

服用降压降脂药茶的方法

服降压降脂药茶的方法有很多，但主要包括以下几种：

（1）煎汁：此法对药茶配方成分较多，或者药茶中所含药物需要煎煮才能浸出有效成分者尤为适宜。将药茶配方中的饮片放入锅中，加水适量，先用大火煮沸，再改用小火煎煮20分钟，去渣取汁，放入杯中多次代茶饮用。

（2）冲泡：此法对花类降压茶、叶类降压茶及含挥发油成分的降压茶尤为适宜。含茶叶的药茶可放入瓷杯或陶杯中，用沸水冲泡，加盖闷10～15分钟，趁热多次饮用；不含茶叶的药茶可放入保温杯或瓷杯、陶杯中，用沸水冲泡，加盖闷15分钟，趁热多次饮用，一般可连续冲泡3～5次。

（3）调服：将茶叶或药茶配方中的药物研成细粉，用其他药物处方的煎汤调服；将不含茶叶的药物研成细粉，再用茶汁调服。

（4）热服：将药茶汁趁热趁温饮用，但不宜烫饮。大多数药茶均适宜热服。

（5）凉服：将药茶汁放置变凉后饮用，此法对肝火上炎型高血压尤为适宜。

（6）顿服：将药茶汁 1 次饮完。

（7）分服：将药茶汁分早、中、晚 3 次或间隔片刻后，多次分服。

自制降压降脂药酒四方

药酒是我国中医所特有的，以酒为主料，加入适当药材就成为药酒。如果在酒中加入具有通血脉、驱风寒、活血祛瘀功能的中药材，就成为可降压降脂的药酒了。高血压、高脂血症患者在服用西药降压降脂的同时，不妨尝试一下以下的药酒：

1. 香菇酒

材料：优质干香菇适量，柠檬 3 个，蜂蜜适量。

制作方法：将优质干香菇、柠檬洗净，柠檬连皮切片，将以上药物一起浸入酒中，7 天后将柠檬片取出，其他原料浸足 1 个月。

功效：此酒可降低血压，清心宁神。

2. 莲心桂枝酒

材料：莲心、桂枝、生甘草各 3 克，白术 5 克。

制作方法：将上述药材切碎，用白酒浸泡 1 个月后就可饮用。

功效：该酒可清心安神，降压利水，可治疗心悸怔忡、头晕目眩、心胸烦闷、气短乏力、胸脘痞满、呼吸困难等症。

3. 菊花酒

材料：菊花、菊叶各适量。

制作方法：将菊花及叶洗净，浸于白酒中，密封好。3周后取出菊花及菊叶，用开水冲泡，每日代茶饮。

功效：此酒具有治疗头痛目乏、降压镇静、宁神清心的作用。

4. 红花酒（杜红花）

材料：红花适量。

制作方法：将红花浸入白酒内，药酒成熟时呈棕色，味浓，饮用时需加入 2～4 倍的冷开水。

功效：此酒具有通经活血、降压止痛的作用。

以上药酒虽然有活血降压作用，但对不习惯饮酒的患者，特别是稍服即醉者、精神病患者应禁用。要想用药酒降压降脂，最好在医生指导下饮用。

🔲 专家提示

药酒主要成分毕竟是酒，虽有滋补作用，但绝不能暴饮狂用。正确服用药酒的方法是少饮、浅饮，适可而止。

经典祛脂降压药膳10方

下面这 10 款药膳具有祛脂降压的作用，高血压、高脂血症患者不妨试一试：

1. 海带草决明汤

材料：海带 50 克，草决明 15 克。

制作方法：将海带浸泡，切丝，将海带丝和草决明放入水煎煮。熟后喝汤吃海带，每天 1 剂。

功效：此汤可祛脂降压，肥胖伴高血压患者可多服用。

2. 冰糖炖海参

材料：海参 30 克，冰糖适量。

制作方法：将海参洗净，放入锅中，加清水适量炖烂，再加冰糖炖片刻，使冰糖溶解。早饭前空腹服用最好，每日服用 1 次。

功效：此汤具有补肾益精、养血润燥的功效，对治疗高血压、血管硬化等症有一定的作用。

3. 什锦蘑菇

材料：鲜蘑菇 30 克，香菇 20 克，荸荠 50 克，胡萝卜 100 克，冬笋 50 克，腐竹 50 克，黄瓜 100 克，黑木耳 20 克，鸡汤 500 毫升。

制作方法：将鲜蘑菇、香菇洗净，荸荠、冬笋、胡萝卜、黄瓜洗净后切片，腐竹浸泡后切成小段，黑木耳泡发洗净备用。将上述食物放入有鸡汤的锅内，大火烧沸后改为小火炖，入味后，加适量的盐、味精、葱、姜等调味，收汁，用湿淀粉勾薄芡，淋入麻油即成。佐餐当菜，随意服用。

功效：此膳可清肝降火，滋补肝肾，降血压。

4. 何首乌大枣粥

材料：何首乌 60 克，粳米 100 克，大枣 3～5 枚，冰糖适量。

制作方法：将何首乌洗净，加适量水，煎浓汁，去渣留汁备用。粳米洗干净，将煎好的何首乌浓汁，加入粳米、大枣一起煮至米烂粥香即可。本粥适合早晚食用。

功效：此粥可补肝肾，益精血，乌发，降血压。

5. 淡菜荠菜汤

材料：淡菜、荠菜（或芹菜）各 10～30 克。

制作方法：将淡菜洗净，用清水泡发。将荠菜（或芹菜）去老叶，洗净，切小段。

汤锅置火上，注入清水，待水沸腾后，放入上述材料，小火再次煮沸后，略微熬煮至淡菜熟软即可。每日煮汤喝，15 日为一疗程。

功效：可祛脂降压。

6. 石韦大枣汤

材料：石韦 30 克，大枣 10 克。

制作方法：将石韦洗净，大枣洗净，掰开。将石韦、大枣入锅，加适量水，以浸没为宜。先大火后小火，煮沸 20 分钟左右。过滤，饮汤吃枣。每天早晚各食一碗。

功效：此汤具有利尿解热、降压降脂的作用。适用于原发性高血压伴肥胖、血脂偏高者。

7. 山楂莲子汤

材料：山楂 20 克，莲子 10 克，白糖适量。

制作方法：将莲子洗净，去心，山楂洗净。将莲子用沸水煮 20 分钟后，放入山楂，再用中火煮 30 分钟。放入白糖煲 5 分钟，待糖溶化即可食用。

功效：此汤具有降脂降压、活血消积、宁心安神的作用，适用于高血压伴失眠、血脂增高者。

8. 三七首乌粥

材料：三七 5 克，何首乌 30～60 克，大米 100 克，红枣 2 枚，白糖适量。

制作方法：将三七、何首乌洗净，大米、红枣洗净备用。将三七、何首乌放入沙锅内煎取浓汁，再将大米、红枣、白糖放入另一沙锅中，加水适量，先煮成稀粥，然后放入药汁，轻轻搅匀，小火煮沸，粥汤稠黏后停火，盖紧锅盖焖 5 分钟即可。早晚餐温热顿服。

功效：具有强心、降脂、降压的作用。高血压、血脂偏高、胸闷或伴心绞痛、头晕眼花、舌暗有瘀斑、脉细涩者可经常服用。

9. 山楂梅菊茶

材料：山楂 30 克，乌梅 12 粒，白菊花 15 克，白糖适量。

制作方法：将山楂、白菊花、乌梅洗净，沥干备用。将山楂、乌梅放入锅中加水煮沸，然后用小火煲 1 小时。再加入白菊花继续煲 15 分钟，最后放入白糖，搅匀即可。

功效：此粥可生津降压，开胃消食，强身健体，非常适合治疗肝阴不足所致的血压增高、视力下降、两胁不舒、头痛头晕等症状。

10. 山楂肉桂汤

材料：山楂 15 克，肉桂 6 克，红糖 25 克。

制作方法：将山楂洗净，和肉桂一起入锅，加适量水，用小火煲 30 分钟去渣，加红糖即可，温服。

功效：此汤可温肾壮阳，通经脉，祛寒止痛，和中散寒，温经活血，适用于高血压、中阳不足、胃寒冷痛、手足欠温、夜尿频多者，对高血脂偏阳虚者有良效。

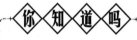

药膳应随做随吃，随煎随饮，当天饮完，忌饮隔夜膳，更不能煎汤后隔 2～3 天再饮。

血压高可以吃橄榄油吗？

橄榄油原产于地中海一带的希腊、意大利、西班牙等国家。橄榄树是一种高大的常绿乔木，所结的淡绿色果实含油脂 35％，一般采摘下来后便立即进行加工榨磨成油，可保持其天然的果香和新鲜的口感。

橄榄油营养丰富，含有对心血管健康有益的角鲨烯、谷固醇和维生素 A 原、维生素 E 等成分。据调查，在食用橄榄油达到 90％ 的地中海一些国家中，心血管疾病的发病率远远低于欧洲其他国家。这是因为橄榄油有很强的抗氧化能力，反复煎炸也不变质。所以高血压、冠心病患者可适量食用橄榄油以替代一般的植物油，但总量不宜超过每日植物油规定量的上限。

降血压常用的中草药

目前市场上常用的降血压中草药有很多，但效果比较明显的有以下几种：

1. 夏枯草

具有清肝火、散郁结的功效，常用于高血压病并有头痛、目眩、耳鸣、烦热、失眠等的治疗，可配伍决明子、黄芩、菊花等，水煎服，每次 15～30 克。

2. 葛根

是常用的祛风解表药，对治疗高血压病伴有颈项强痛者疗效显著，每次 15～30 克。

3. 野菊花

具有清热解毒、降低血压的作用。治疗高血压病，可以单味煎服，亦可与夏枯草、草决明同用，每次 10～15 克为宜。

4. 黄芩

可清热燥湿、泻火解毒，可治疗肝经实热的高血压病，能消除眩晕、头痛、口苦、心烦等症状，常与钩藤、草决明同用，每次 9～12 克。

5. 钩藤

可平肝熄风，清热。可用于治疗肝阳上亢所致的眩晕、头痛、目赤等症，常与石决明、白芍同用，每次 20～30 克。

6. 天麻

可平肝熄风，多用于肝阳上亢所致的头痛、眩晕等症的治疗。常与川芎配伍，如天麻丸。若为湿痰眩晕可配用半夏、白术、茯苓等健脾燥湿药物，如半夏白术天麻汤，每次 9～12 克。

7. 石决明

可平肝潜阳，对治疗因肝肾阴虚、肝阳上亢所致的头晕目眩等症有明显疗效，常与菊花、白芍、生龙骨、生牡蛎同用，每次 30～45 克。

8. 地龙

可熄风，清热，活络，平喘，利尿，降压。多用于早期高血压病伴有肢体麻木者，多复方使用，每次 10～20 克。

9. 罗布麻叶

具有平肝、熄风、清热的作用，可消除头痛、头晕、头胀、失眠等症状。以单味代茶饮用，每次 6～10 克。

除以上中药外，杜仲、丹皮、黄连也可通过扩张周围血管而降压，但要注意的是，无论什么中药，用量一定要适宜。

专家提示

降血压中草药虽有降压作用，但绝不能暴饮狂用。正确的服用方法是少饮、浅饮，适可而止。

降血脂常用的中草药

与西药相比，具有降血脂作用的中草药的副作用要小得多，因此，越来越多的高脂血症患者喜欢用中草药来降脂。目前，临床上用的降血脂中草药主要有以下几种，你可以在医生的指导下服用：

1. 首乌

可抑制肠道吸收胆固醇，并促进血浆中胆固醇的运输和清除。此外，首乌还可促进纤维蛋白原的裂解，延缓动脉粥样硬化发生。

2. 泽泻

可明显抑制主动脉粥样硬化斑块的形成及其血清胆固醇的含量，抑制小肠对胆固醇吸收及体内胆固醇合成，有助于胆固醇的运转和排泄，因此有良好的降血脂作用。

3. 山楂

所含的醇制剂、浸膏总皂甙对动脉粥样硬化有降压降脂作用，并可减轻脂类的沉积。

4. 灵芝

具有较好的降血脂作用，能减轻动脉粥样硬化斑块的程度及延缓其形成，有降低血清胆固醇及甘油三酯的作用。

5. 决明子

实验证明，决明子具有抑制血清胆固醇升高和动脉粥样硬化斑块形成的作用。其降脂作用可能与决明子所含芦荟大黄素、大黄素等可促进肠管运动、抑制胆固醇吸收有关。

6. 茵陈

有明显的降低血清胆固醇作用。茵陈中所含的香豆素类有降脂活性，可降低动物血清胆固醇，使主动脉硬化减轻。